Neuropsychologie schizophrener Störungen

Fortschritte der Neuropsychologie
Band 11

Neuropsychologie schizophrener Störungen

von Dr. Cornelia Exner und Dr. Tania Lincoln

Neuropsychologie schizophrener Störungen

von

Cornelia Exner und Tania Lincoln

HOGREFE

GÖTTINGEN · BERN · WIEN · PARIS · OXFORD · PRAG · TORONTO
CAMBRIDGE, MA · AMSTERDAM · KOPENHAGEN · STOCKHOLM

PD Dr. rer. nat. Cornelia Exner, geb. 1970. 1990-1996 Studium der Psychologie und der Neurowissenschaften in Leipzig, London und Göttingen. 1996-2001 wissenschaftliche Mitarbeiterin am Schwerpunkt Psychopathologie und Neuropsychologie der Psychiatrischen Universitätsklinik Göttingen; 2000 Promotion. 2004 Zertifizierung als Klinische Neuropsychologin. 2001-2009 wissenschaftliche Assistentin am Fachbereich Psychologie der Uni Marburg, AG Klinische Psychologie und Psychotherapie. 2007 Habilitation. Ab Oktober 2011 Professorin für Klinische Psychologie an der Universität Leipzig. Forschungsschwerpunkte: Neuropsychologie psychischer Störungen, psychische Störungen und psychotherapeutische Behandlungsansätze nach erworbenen Hirnschädigungen.

Prof. Dr. rer. nat. Tania Lincoln, geb. 1972. 1992-1999 Studium der Psychologie in Marburg; 2000-2003 Promotionsstipendiatin in der Christoph-Dornier-Stiftung für Klinische Psychologie; 2003 Promotion. 2003-2005 klinische und wissenschaftliche Tätigkeit in der Klinik für forensische Psychiatrie Haina. 2005-2011 akademische Rätin am Fachbereich Psychologie der Uni Marburg, AG Klinische Psychologie und Psychotherapie. 2008 Habilitation. Seit April 2011 Professorin für Klinische Psychologie und Psychotherapie an der Universität Hamburg. Forschungsschwerpunkte: kognitive und emotionale Prozesse der Entstehung von Wahn, kognitive Verhaltenstherapie bei Schizophrenie.

Bibliografische Information der Deutschen Nationalbibliothek

Die Deutsche Nationalbibliothek verzeichnet diese Publikation in der Deutschen Nationalbibliografie; detaillierte bibliografische Daten sind im Internet über http://dnb.d-nb.de abrufbar.

Göttingen • Bern • Wien • Paris • Oxford • Prag • Toronto
Cambridge, MA • Amsterdam • Kopenhagen • Stockholm
Rohnsweg 25, 37085 Göttingen

http://www.hogrefe.de
Aktuelle Informationen • Weitere Titel zum Thema • Ergänzende Materialien

---

Umschlagbild: © Bildagentur Mauritius GmbH
Satz: ARThür Grafik-Design & Kunst, Weimar
Druck: Hubert & Co, Göttingen
Printed in Germany
Auf säurefreiem Papier gedruckt

ISBN 978-3-8017-2175-6

Inhaltsverzeichnis

Vorwort

Als ich Anfang der 90er begann, Psychologie in Hamburg mit Schwerpunkt Neuropsychologie zu studieren, hatte die Neuropsychologie noch einen etwas schweren Stand. So bekam ich von meinen Kommilitonen das ein ums andere Mal zu hören, dass ich bei meinen Interessen ja wohl besser hätte Medizin studieren sollen und ein offenbar sehr biologistisches Verständnis psychischer Vorgänge hätte. Als ich mit meinen damaligen Diplombetreuern beauftragt wurde, in der Klinik für Psychiatrie in Hamburg-Eppendorf eine neuropsychologische Arbeitsgruppe aufzubauen, war die Resonanz der ärztlichen Kollegen zunächst nicht viel besser. Einige meinten, dass diese ganzen Tests ja recht interessant seien, im Übrigen aber ja auch mit dem klinischen Auge einschätzbar wäre, ob jemand nun vergesslich sei oder nicht. Als wir daraufhin eine Studie durchführten, die belegte, dass das klinische Urteil nur schwach mit Testauffälligkeiten korreliert war, wandelte sich die Stimmung im Haus.

Während in den früheren 90er Jahren Standardwerke der Klinischen Neuropsychologie dominierten, die noch eine klare Ausrichtung auf neurologische Störungsbilder hatten, beschäftigte sich diese noch junge Disziplin zunehmend auch mit psychischen Erkrankungen. Spätestens mit dem Standardwerk „Neuropsychology of schizophrenia“ von David und Cutting von 1994 wurde auch die Schizophrenie stärker ins Visier genommen.

Die Neuropsychologie hat sich mittlerweile als eigenständige und wichtige Disziplin innerhalb der Psychologie etabliert und behauptet. Neuropsychologen sind nicht nur wichtig für diagnostische Einschätzungen (u. a. Diagnosesicherung, Beurteilung der Arbeits- und Studierfähigkeit sowie Fahrtüchtigkeit, Verifikation subjektiver kognitiver Beschwerden, z. B. aufgrund von Medikamenten), sondern die Neuropsychologie hat insbesondere auch der Schizophrenieforschung viele wichtige Impulse sowohl zum Verständnis der Störung als auch für deren Behandlung geliefert. Cornelia Exner und Tania Lincoln stellen den aktuellen Stand der Forschung kenntnisreich und anschaulich dar. Das Buch richtet sich zum einen an Kliniker, die allzu oft irritiert sind von Abhandlungen, die den Wald vor lauter Bäumen und v. a. die praktischen Implikationen vermissen lassen. Das Buch stellt die wichtigsten Testverfahren vor, liefert praktikable Lösungen für diagnostische Fragestellungen (u. a. ein Kurzscreening) und rundet dies durch eine Zusammenstellung etablierter (z. B. CogPack®) sowie neuerer Trainings- und Therapiemethoden ab. Zum anderen wird auch der Forscher nicht enttäuscht. Neben den „kalten“ kognitiven Defiziten, d. h. periphere Manifestationen makroskopischer Hirnstörungen, werden auch kognitive Verzerrungen beschrieben, wie voreiliges Schlussfolgern, denen bei der Entstehung und Aufrechterhaltung v. a. der positiven Schizophreniesymptome eine große Rolle zugeschrieben wird. Der Forschungsstand wird hervorragend zusammengefasst, ohne einzelne offene Fragen und Unklarheiten zu verschweigen. Aktuelle Forschungsdebatten anlässlich des DSM-V werden ebenfalls thematisiert. Es ist ein Glücksfall, dass hier zwei Forscherinnen und Klinikerinnen zusammenarbeiten, die in ihrem bisherigen Schaffen jeweils einen unterschiedlichen Fokus gewählt haben und sich daher ergänzen. Während Cornelia Exner v. a. zu neuropsychologischen aber auch neuronalen Abweichungen schizophrener Patienten geforscht hat, ist Tania Lincoln durch viele Arbeiten zu kognitiven Verzerrungen und zur Verhaltenstherapie schizophrener Patienten hervorgetreten. Die breite Einleitung, die vielfältige sinnvolle Anknüpfungen zu Nachbardisziplinen spinnt, wie Genetik, Bildgebung, Psychopathologie, psychosoziale Faktoren und Pharmakologie, zeugt von ihrem großen Überblick über das Gesamtfeld. Das Buch trägt hoffentlich dazu bei, dass sich noch mehr Studenten als bisher für dieses Störungsbild interessieren, welches von der klinischen Psychologie noch vor Jahren als psychologisch unzugänglich verkannt und ein wenig vernachlässigt wurde.

Steffen Moritz, im Frühjahr 2011

1 Beschreibung der Störung

1.2 Beschreibung und Definition der Störung

Die Probleme von Menschen mit Schizophrenie sind vielfältig und komplex. In der Regel stehen in verschiedenen Erkrankungsphasen unterschiedliche Symptome im Vordergrund. Einer akuten psychotischen Episode geht meistens eine Prodromalphase voraus, in der unspezifische Symptome auftreten und häufig ein Absinken des vorher bestehenden Leistungsniveaus beobachtet wird. Die Betroffenen klagen über Konzentrations- und Schlafstörungen, ziehen sich zurück und die Kommunikation mit ihnen ist erschwert. In der akuten Phase dominieren Symptome wie Wahn, Halluzinationen oder desorganisiertes Verhalten und Denken, während in der post-akuten Phase Symptome wie Antriebslosigkeit, sozialer Rückzug und verflachter Affekt zu beobachten sind.

Die Betroffenen leiden nicht nur unter den Symptomen, sondern auch unter den Folgeproblemen wie Leistungsabfall und Stigmatisierung

Die Betroffenen leiden einerseits direkt unter den Symptomen, beispielsweise dem Eindruck, von anderen verfolgt zu werden oder dem Hören von Stimmen. Zudem nehmen sie wahr, dass die Kommunikation mit anderen erschwert ist und befürchten, dass sie aufgrund ihrer Symptome berufliche Leistungseinbußen hinnehmen müssen. Hinzu kommen Folgeprobleme, wie die negative Erfahrung von möglicherweise unfreiwilligen Psychiatrieaufenthalten, sozialer Abstieg, unerwünschte Nebenwirkungen der Medikamente und das Erleben von Unverständnis und Stigmatisierung. Dies alles führt zu extremer Verunsicherung und kann sogar traumatisierend sein. Nach Abklingen einer akuten Phase bleibt bei vielen die Angst vor Rückfällen und erneutem Kontrollverlust.

Die diagnostischen Kriterien für Schizophrenie sind nach ICD-10 durch folgende Merkmale charakterisiert.

Schizophrenie nach ICD-10 (F20.0–20.3) (Dilling et al., 2006)

Allgemeine Kriterien für die paranoide, die hebephrene, die katatone und die undifferenzierte Schizophrenie:

G1. Entweder mindestens eines der Syndrome, Symptome und Anzeichen aufgelistet unter 1. oder mindestens zwei unter 2. sollten in der meisten Zeit innerhalb von mindestens einem Monat während einer psychotischen Episode vorhanden sein (oder während einiger Zeit an den meisten Tagen).

1. Mindestens eines der folgenden Merkmale:
   a) Gedankenlautwerden, Gedankeneingebung, Gedankenentzug oder Gedankenausweitung

b) Kontrollwahn, Beeinflussungswahn; Gefühl des Gemachten deutlich bezogen auf Körper- oder Gliederbewegungen oder bestimmte Gedanken, Tätigkeiten oder Empfindungen; Wahnwahrnehmung
c) kommentierende oder dialogisierende Stimmen, die über das Verhalten des Patienten reden oder untereinander über ihn diskutieren oder andere Stimmen, die aus bestimmten Körperteilen kommen
d) anhaltender kulturell unangemessener, bizarrer und völlig unrealistischer Wahn, wie der, das Wetter kontrollieren zu können oder mit Außerirdischen in Verbindung zu stehen.

2. Oder mindestens zwei der folgenden Merkmale:
a) anhaltende Halluzinationen jeder Sinnesmodalität, täglich während mindestens eines Monats, begleitet von flüchtigen oder undeutlich ausgebildeten Wahngedanken ohne deutlichen affektiven Inhalt oder begleitet von lang anhaltenden überwertigen Ideen
b) Neologismen, Gedankenabreißen oder Einschiebungen in den Gedankenfluss, was zu Zerfahrenheit oder Danebenreden führt
c) katatone Symptome wie Erregung, Haltungsstereotypien oder wächserne Biegsamkeit (Flexibilitas cerea), Negativismus, Mutismus und Stupor
d) „Negative" Symptome wie auffällige Apathie, Sprachverarmung, verflachte oder inadäquate Affekte. (Es muss sichergestellt sein, dass diese Symptome nicht durch eine Depression oder eine neuroleptische Medikation verursacht werden.)

G2. Ausschlussvorbehalt

Wenn Patienten ebenfalls die Kriterien für eine manische Episode (F30) oder eine depressive Episode (F32) erfüllen, müssen die oben unter G1.1 und G1.2 aufgelisteten Kriterien *vor* der affektiven Störung aufgetreten sein.

Die Störung kann nicht einer organischen Gehirnerkrankung (im Sinne von F00-F09) oder einer Alkohol- und Substanzintoxikation (F1x.0), einem Abhängigkeitssyndrom (F1x.2) oder einem Entzugssyndrom (F1x.3, F1x.4) zugeordnet werden.

1.2 Klinische Erscheinungsformen und Subgruppen

Es gibt kein einzelnes Merkmal, das für die Diagnose Schizophrenie notwendig ist

Aus diesen Kriterien wird deutlich, dass unter der Bezeichnung Schizophrenie eine psychopathologisch heterogene Gruppe von Störungen zusammengefasst wird. Zu dieser Heterogenität trägt auch bei, dass kein einzelnes Merkmal für diese Diagnose als notwendig angesehen wird.

Als besonders charakteristisch gelten aber *Wahnphänomene*, die bei etwa 80–90 % aller an Schizophrenie erkrankten Personen im Verlauf der Störung auftreten (Andreasen & Flaum, 1991). Nach DSM-IV werden Wahnvorstellungen definiert als „falsche Überzeugungen, die gewöhnlich mit einer Fehldeutung von Wahrnehmungen und Erfahrungen einhergehen" (S. 329, DSM-IV) (APA, 1994). Typische Beispiele wären die Überzeugung, von Personen oder Institutionen verfolgt zu werden (Verfolgungswahn), der Eindruck, dass Dinge, die um einen herum passieren, besondere Bedeutung haben und sich auf einen selbst beziehen (Beziehungswahn), oder die Überzeugung, mit außergewöhnlichen Fähigkeiten ausgestattet zu sein, etwa die Zukunft vorhersagen oder Gedanken lesen zu können (Größenwahn). Wahnhafte Überzeugungen werden in der Regel trotz Gegenargumenten, widersprüchlichen Erfahrungen oder falsifizierender Information von den Betroffenen nicht leicht in Frage gestellt. Dennoch können sie im Hinblick auf die Überzeugungsstärke erheblich variieren. Die Grenzen zwischen normalen Überzeugungen und Wahn sind fließend und am Anfang der Wahnentstehung handelt es sich oft eher um fixe Ideen, überzogene dysfunktionale Konzepte oder Interpretationen. Wenn jemand sehr verfestigte Wahnvorstellungen hat und neue, widersprüchliche Information zunehmend in seine Vorstellungen integriert, spricht man von einem Wahnsystem.

Wahn bezeichnet eine Überzeugung, die mit einer Fehldeutung von Wahrnehmungen und Erfahrungen einhergeht

Typische Wahnformen sind Verfolgungswahn, Beziehungswahn und Größenwahn

Akustische Halluzinationen werden in der akuten Phase von etwa 60 % aller Patienten berichtet (Andreasen & Flaum, 1991). Dabei handelt es sich um die Erfahrung einer realen Wahrnehmung, ohne dass jedoch ein angemessener akustischer Reiz vorliegt. Die häufigste akustische Halluzination ist das Hören von Stimmen, die zum Beispiel kommentierend oder kommandierend sein können. Solche Stimmen sind häufig auf die eigene Person bezogen und werden oft als extrem belastend erlebt. Die Inhalte der Stimmen sind den Inhalten automatischer Gedanken bei anderen psychischen Störungen wie Depression, soziale Phobien oder Zwangsstörungen ähnlich (Beck & Rector, 2003). Halluzinationen treten auch in anderen Sinnesmodalitäten auf. Optische Halluzinationen werden seltener berichtet und gelten als weniger spezifisch für Schizophrenie. Bei taktilen Halluzinationen fühlen sich die Betroffenen am oder im Körper durch Apparate, Strahlen, Gase oder andere physikalische Vorgänge beeinflusst oder verändert. Gelegentlich werden auch olfaktorische und gustatorische Halluzinationen beschrieben.

Bei Halluzinationen handelt es sich um Wahrnehmungserfahrungen, bei den kein von Außen vernehmbarer Reiz vorliegt

Die häufigste Form von Halluzinationen bei Schizophrenie ist das Hören von Stimmen

Ein weiteres Symptom ist die Beeinträchtigung des formalen Denkprozesses. Dies wird vor allem an der Sprache deutlich, die an Verständlichkeit verliert. Dementsprechend wurde in den diagnostischen Kriterien für Schizophrenie in der neuen Version von DSM-IV „Denkstörung" durch desorgansierte Sprache ersetzt. Als fundamentalste Denkstörung gilt die Denkzerfahrenheit, bei der Denken und entsprechend auch die Sprache zerrissen sind und keinen verständlichen Zusammenhang mehr zeigen. Der Satzbau ist gestört, Begriffe verlieren ihre feste Bedeutung, es kommt zu Wortneuschöpfungen oder verschiedene Sachverhalte verschmelzen miteinander. Weitere Merkmale sind, dass Gedanken mitten im Satz abreißen oder Antworten sich nicht auf die Frage beziehen (Danebenreden).

Auch verminderte Aktivität, Lethargie, Antriebsschwierigkeiten, Selbstvernachlässigung und sozialer Rückzug sind bei Patienten mit schizophrenen Psychosen häufig und werden zusammen mit weiteren Aspekten unter den Begriff „Negativsymptomatik“ zusammengefasst. Affektstörungen schizophrener Patienten zeigen sich häufig an Affektverflachung, d. h. Gefühlsleere, emotionale Abstumpfung, Gleichgültigkeit und geminderter emotionaler Ansprechbarkeit. Zu den Affektstörungen zählt außerdem die Unfähigkeit, Lust und Freude an angenehmen Aktivitäten zu empfinden (Anhedonie). Diese Symptome gehen mit einer Reduktion von Freizeitinteressen und Aktivitäten einher und beeinträchtigen somit das soziale Funktionsniveau erheblich.

Aufgrund der Heterogenität der Symptomatik wählte Eugen Bleuler (1911) für seine Monographie, in der er den Begriff „Schizophrenie“ einführte, bezeichnenderweise den Titel: „Dementia Praecox oder die Gruppe der Schizophrenien“. Bis Heute sind unterschiedliche Vorschläge zu Untergruppeneinteilungen gemacht worden. Dabei hat sich bisher die von Kraepelin (1883) und Bleuler (1911) vorgeschlagene Gliederung in die drei Subtypen paranoid, kataton und hebephren sowie der Schizophrenia Simplex im Wesentlichen behauptet und die aktuellen Diagnosesysteme entscheidend geprägt. Allerdings wird die hebephrene Form im DSM-IV-TR als desorganisierter Typus bezeichnet und zusätzlich noch ein undifferenzierter Typus sowie ein residualer Typus unterschieden. Die Diagnosestellung der seltenen Form der Schizophrenia Simplex, die nur in der ICD aufgeführt ist, ist schwierig und wird nicht empfohlen.

Unter Positiv-Symptomatik werden produktive Symptome wie Wahn, Halluzinationen, formale Denkstörungen und desorganisiertes Verhalten gefasst. Negativ-Symptomatik beinhaltet defizitäre Symptome wie affektive Verflachung, motorische Verlangsamung, Rückzug, Willensschwäche und Spracharmut

Bei der Diagnose der Subtypen ist jedoch problemtisch, dass diese nicht immer klar voneinander abgrenzbar sind und dass sich die Typzuordnung häufig im Verlauf der weiteren Erkrankung ändert. Zudem fehlt eine sichere Zuordnung der Subtypen zu objektiven biochemischen, neurokognitiven oder neurophysiologischen Befunden. Auch neuere Einteilungen der Symptomatik lösen dieses Problem nicht. Einer der ersten Einteilungsversuche in diese Richtung stammt von Strauss, Carpenter und Bartko (1974), die schizophrene Patienten mit „positiven“ und „negativen“ Symptomen unterscheiden. Unter Positiv-Symptomatik werden sogenannte produktive Symptome wie Wahn, Halluzinationen, formale Denkstörungen und desorganisiertes Verhalten zugeordnet. Negativ-Symptomatik beinhaltet sogenannte defizitäre Symptome wie affektive Verflachung, motorische Verlangsamung, sozialer und emotionaler Rückzug, Willensschwäche und Spracharmut. Der Begriff Negativsymptomatik wurde oben bereits beschrieben und findet sich auch in den ICD und DSM Kriterien wieder. Faktorenanalytische Studien sprechen jedoch eher für 5-Faktoren-Modelle mit positiven, negativen, desorganisierten, depressiv-ängstlichen und erregbar-feindseligem Faktoren (z. B. van der Gaag et al., 2006). Dennoch hat sich die Einteilung in Positiv- und Negativsymptomatik, wahrscheinlich aufgrund ihrer Einfachheit, durchgesetzt.

1.2.1 Exkurs: Neurokognition als Diagnosekriterium?

Aufgrund der Häufigkeit und Ausprägung neuropsychologischer Beeinträchtigungen bei Schizophrenie, die insbesondere mit der Negativsymptomatik assoziiert sind (siehe näher in Abschnitt 3.4), wird schon seit geraumer Zeit diskutiert, diese ebenfalls als Diagnosekriterium zu berücksichtigen. Obwohl die Vorschläge von Lewis (2004) für eine Ergänzung der Kriterien (siehe Tabelle 1 für eine deutsche Übersetzung dieser Vorschläge) im DSM-IV unberücksichtigt blieben, hat die Debatte im Zuge der Vorbereitungen für DSM-V wieder neuen Aufwind bekommen.

Tabelle 1:
Vorgeschlagene Ergänzungen zu dem DSM-IV-Kriterien für Schizophrenie (Lewis, 2004)

B: Soziale/berufliche/*kognitive** Leistungseinbußen: Für eine bedeutende Zeitspanne seit dem Beginn der Störung sind eine oder mehrere Funktionsbereiche wie Arbeit, zwischenmenschliche Beziehungen, Selbstfürsorge *oder kognitive Funktionen* deutlich unter dem Niveau, das vor Beginn erreicht wurde (oder falls der Beginn in der Kindheit oder Adoleszenz liegt, wird das zu erwartende Niveau der zwischenmenschlichen, geistigen oder beruflichen Leistungen nicht erreicht). *Wenn bei Erwachsenen eine kognitive Beeinträchtigung schon prämorbid vorlag und seit Störungsbeginn keine weitere Verschlechterung eingetreten ist, sollte das kognitve Leistungsniveau deutlich unterhalb des normalen oder zu erwartenden Niveaus sein.*
Kognitive Beeinträchtigung in Schizophrenie is definiert als deutliche Beeinträchtigung in zwei oder mehrere der folgenden Bereiche kognitiver Funktionen 1. *Aufmerksamkeit oder Vigilanz (Daueraufmerksamkeit)* 2. *Gedächtnis (Fähigkeit, neue Informationen zu lernen oder bereits Gelerntes abzurufen)* 3. *Exekutive Funktionen (abstraktes Urteilsvermögen, Problemlösen, Planen, Initiieren, Organisieren, Reaktionsunterdrückung, mentale Flexibilität, Gruppieren, Bewerten und Arbeitsgedächtnis, d. h. die Fähigkeit, Informationen im Kurzzeitgedächtnis zu verarbeiten)*
Diese Defizite können auch vor dem Hintergrund generalisierter oder globaler interlektueller Einschränkung (zum Beispiel: unterdurchschnittlicher IQ) und reduzierter Kapazität für Informationsverarbeitung auftreten.

Anmerkungen: IQ = Intelligenzquotient; * Vorgeschlagenene Zusätze zum Diagnostischen und Statistischen Manual Pychischer Störungen, 4. Aufl. (DSM-IV), S. 285, sind kursiv gedruckt.

In nachfolgender Tabelle 2 werden einige der Argumente aufgeführt, die für oder gegen eine Aufnahme von Neurokognition als diagnostisches Merkmal diskutiert werden (Barch & Keefe, 2010; Keefe & Fenton, 2007).

Trotz einiger guter Argumente, die für die Aufnahme von neurokognitiver Beeinträchtigung als Diagnosekriterium sprechen, ist die hinreichende Spezifität fraglich

Insgesamt zeichnet sich im Moment aufgrund der mangelnden Spezifität neurokognitiver Beeinträchtigung eher ein Konsens ab, diese zumindest nicht als Kriterium A-Merkmal in DSM-V aufzunehmen. Einige der Vorteile, die mit einer Aufnahme ins DSM-V verknüpft wären, könnten auch durch eine zusätzliche Spezifikation von Subtypen (mit oder ohne kognitive Beeinträchtigung) oder in Form einer zusätzlichen dimensionalen Einordnung des Ausmaßes kognitiver Beeinträchtigung berücksichtigt werden.

Tabelle 2:
Argumente für und wider eine Berücksichtigung von neurokognitiven Merkmalen bei der Schizophrenie-Diagnose

Pro	Contra
• Kognitive Beeinträchtigung ist ein behandlungsrelevantes Phänomen. • Eine Aufnahme in DSM würde die Wahrnehmung und Identifikation kognitiver Beeinträchtigung bei Klinikern erhöhen und zu neuropsychologischen Routinetestungen führen. • Die Berücksichtigung von Neurokognition würde die Abgrenzung zu affektiven Störungen erleichtern. • Neurokognitive Dysfunktionen sind relativ stabil und weniger abhängig von der Symptomschwere und können deshalb in jedem Erkrankungsstadium zuverlässig diagnostiziert werden.	• Kognitive Beeinträchtigung ist nicht hinreichend spezifisch für Schizophrenie, um ein brauchbares Abgrenzungskriterium zu affektiven Störungen (insbesondere bipolaren Störungen, schizo-affektiver Störung oder Depression mit psychotischen Merkmalen) zu sein. • 20 % aller Schizophreniepatienten weisen keine kognitive Beeinträchtigungen auf. Somit würde zu den bereits vorhandenen nicht zwingenden Diagnosekriterien ein weiteres hinzugefügt, was die Heterogenität der Störungskategorie weiter erhöht.

1.3 Epidemiologische Befunde

Schizophrenie geht mit einem Lebenszeitrisiko von etwa 0.7 % einher

Untersuchungen zur Prävalenz der Schizophrenie ergeben nach neueren Befunden ein Lebenszeitrisiko von etwa 7.2/1.000 Personen (McGrath, Saha, Chant & Welham, 2008). Entgegen früheren Befunden, weisen neuere Studien zudem darauf hin, dass Frauen etwas seltener an Schizophrenie erkranken als Männer (1 : 1.4). In der vielzitierten WHO *Collaborative Study of Determinants of Outcome of Severe Mental Disorders* (Jablensky et al., 1992) wurden Patienten in verschiedenen Zentren in Europa, Amerika, Afrika und Asien untersucht. Mit einer engen Definition von Schizophrenie, die auf akut psychotischen Kernsymptomen basierte, fanden sich übereinstimmend Inzidenzraten von circa 10/100.000. Schizophrenie zeichnete sich in dieser eng definierten Form durch eine große Konstanz der Inzidenzraten über verschiedene Regionen aber auch über Zeitperioden hinweg aus. Allerdings wird die lange als gesichert geglaubte Prävalenzstabilität von Schizophrenie durch neuere Studien in Frage gestellt, die hohe Schwankungsraten der Prävalenzen finden, in Abhängigkeit von Umgebungsfaktoren wie Urbanizität, niedrigerem ökonomischen Status, und Migrantenstatus finden (McGrath et al., 2008). Im Hinblick auf epidemiologische Erhebungen ist zudem noch erwähnenswert, dass es für einzelne Symptome, wie Wahn oder Halluzinationen, sehr viel höhere Prävalenzraten gibt als für Schizophrenie als diagnostische Entität (Lincoln, 2007). Dies ist damit zu erklären, dass auch psychisch nicht gestörte Menschen unter bestimmten Bedingungen akustische oder visuelle Halluzinationen, ähnlich denen einer schizophrenen Psychose erleben. Deshalb plädieren viele Forscher dafür, bei der Betrach-

Neuere Studien sprechen für eine gewisse Kontextabhängigkeit der Prävalenz

Vieles spricht dafür, von einem Kontinuum zwischen normalen und psychotischen Erleben auszugehen

tung psychotischer Symptome nicht von einem qualitativen Bruch, sondern eher von einem Kontinuum zwischen Psychose und normalen Erleben auszugehen (van Os, Linscott, Myin-Germeys, Delespaul & Krabbendam, 2009).

1.4 Komorbiditäten

1.4.1 Psychische Komorbidität

Die Häufigkeit komorbider Störungen bei Personen mit Schizophrenie tragen ebenfalls zur Heterogenität des Störungsbildes bei. Als solche sind in erster Linie Störungen im Zusammenhang mit psychotropen Substanzen, Angststörungen und Affektive Störungen erwähnenswert.

Häufige komorbide psychische Störungen sind Substanzstörungen, Angststörungen und Affektive Störungen

Übereinstimmend wird die Rate von komorbiden Suchtstörungen bei etwa 50 % angegeben (Buckley, Miller, Lehrer & Castle, 2009). Von Belang sind in erster Linie Missbrauch oder Abhängigkeit von Alkohol und Cannabis, aber auch Missbrauch von Psychostimulanzien, Benzodiazepinen, Halluzinogenen, Antiparkinsonmitteln sowie hoher Nikotinkonsum. In einer WHO-Studie berichteten 57 % der männlichen Patienten einen Alkoholmissbrauch, circa 70 % rauchten (Kotov, Guey, Bromet & Schwartz, 2008). Substanzmissbrauch scheint also unter Patienten mit Schizophrenie eher die Regel als die Ausnahme zu sein.

Über die Hälfte aller schizophrenen Erkrankten haben zusätzliche Substanzmittelstörungen

Etwa 50 % aller Patienten mit Schizophrenie weisen gleichzeitig eine komorbide Angststörung auf. In einer Überblicksarbeit werteten Buckley et al. (2009) 27 Studien zur Komorbidität mit Panikstörungen aus und kamen auf einen gewichteten Mittelwert von 25 % für Panikanfälle und 15 % für Panikstörungen. Die durchschnittliche Prävalenz von posttraumatischer Belastungsstörung lag bei 29 % (basierend auf 20 Studien). Eine ähnlich hohe Prävalenz von ca. 23 % (basierend auf 36 Studien) fand sich für Zwangsstörungen, wobei es hier auch zu einer Überschätzung gekommen sein könnte, da die Abgrenzung zwischen Zwangsgedanken und Wahn nicht immer einfach ist. Manche Forscher plädieren deshalb dafür, einen schizo-obsessiven Subtypus der Schizophrenie einzuführen (Buckley et al., 2009).

Unter den Angststörungen sind insbesondere Panikstörungen, PTSD und Zwänge als komorbide Störungen relevant

Insbesondere die hohe Komorbidität mit Depression ist kennzeichnend für das Klassifikationsdilemma der Schizophrenie. Das klassische Konstrukt der Depression innerhalb der Entität Schizophrenie ist die postschizophrene Depression, die nach ICD-10 als weiterer Untertyp der Schizophrenie kodiert wird (F20.4) und in der Textrevision von DSM-IV in den Forschungsdiagnosen im Anhang zu finden ist. Die postschizophrene Depression tritt im Anschluss an eine psychotische Episode auf, wobei unklar ist, ob sie eine depressive Reaktion auf die Episode darstellt oder eine bereits vorhandene Depression durch die Remission der psychotischen Symptome einfach nur

Eine klare Trennung zwischen affektiven und psychotischen Störungen ist oft schwer zu ziehen

deutlicher zu Tage tritt. Darüber hinaus gibt es mit der Schizoaffektiven Störung eine eigenständige Störungskategorie, die sich durch eine „relative Balance zwischen Zahl, Schwere, und Dauer schizophrener und affektiver Symptome auszeichnet“ (S. 95, ICD Forschungskriterien), deren nosologischer Status aber umstritten ist. Bei jenen Patienten, die nicht die Kriterien für diese Kategorie erfüllen, leiden etwa 25 % dennoch unter einer zusätzlichen depressiven Episode (Sirius, 1991). Legt man eine weitere Definition von Depression zu Grunde, z. B. depressive Stimmung, oder erhebt das Lebenszeitrisiko einer einmal an Schizophrenie erkrankten Person, eine Depression zu entwickeln, so liegen die Prävalenzraten sogar deutlich höher (Buckley et al., 2009). Die symptomatische und ätiologische Überlappung zwischen Schizophrenie und affektiven Störungen ist so ausgeprägt, dass verschiedene Forscher dafür plädieren, von nur einem Störungskomplex auszugehen und die bisherige Einteilung in verschiedenen Entitäten in DSM und ICD aufzugeben oder radikal zu erneuern (z. B. Laursen, Agerbo & Pedersen, 2009).

Das Suizidrisiko liegt bei ca. 10 %. Die Remissionsphase, die oft mit einem Anstieg von Einsicht in die Schwere der Erkrankung einhergeht, stellt eine besonders kritische Periode dar

Im Zusammenhang mit Depression ist auch die hohe Suizidrate bei Personen mit einer Schizophrenie zu beachten. In den meisten Publikationen zum Thema wird die Rate versuchter Suizide etwa zwischen 20 und 40 Prozent und die Rate vollendeter Suizide mit circa 10 Prozent angegeben, wobei neuere Übersichtarbeiten, diese Zahl wieder etwas nach unten korrigiert haben (Palmer, Pankratz, Bostwick & Tabraham, 2005). Ein größeres Suizidrisiko besteht bei Betroffenen mit höheren Depressionswerten in der Residualphase sowie bei jenen mit einer höheren Einsicht in das Vorhandensein von Krankheitssymptomen, ihrer Ursache und ihrer Konsequenzen (Krankheitseinsicht). Es gibt zudem Hinweise, dass Personen, die erst in einem höheren Alter eine Schizophrenie entwickeln, eine höhere Suizidrate aufweisen. Die kritische Periode für Suizide liegt in den Jahren nach der ersten akuten Episode (Kuo, Tsai, Lo, Wang & Chen, 2005).

1.4.2 Körperliche Komorbidität

Personen mit Schizophrenie haben im Vergleich zur Normalbevölkerung ein etwa 2.6-faches Todes-Risiko

Die Mehrzahl der Patienten mit Schizophrenie haben zusätzlich mindestens eine chronische körperliche Erkrankung. Die Ursachen hierfür sind komplex, aber beinhalten wahrscheinlich unter anderem die geteilte genetische Vulnerabilität für psychische und physische Erkrankungen, ungesunde Lebensstile, unerwünschte Nebenwirkungen der neuroleptischen Medikation und medizinische Unterversorgung. Hierdurch besteht für diese Personengruppe im Vergleich zur Normalbevölkerung ein etwa 2.6-faches Risiko vorzeitig an einer natürlichen (z. B. kardiovaskuläre, endokrine Erkrankungen oder Erkrankungen des Verdauungstraktes, endzündliche Erkrankungen etc.) oder einer unnatürlichen Todesursache (z. B. Unfällen oder Suizid) zu sterben (Saha, Chant & McGrath, 2007). Das Risiko im Hinblick auf unnatürliche Todesursachen ist für sich genommen zwar sehr viel größer (7.5-fach erhöht), da allein die Wahrscheinlichkeit für Suizid etwa 13× so hoch ist wie in der Normalbevölkerung. Diese beeinflusst aber das Gesamttodesrisiko eines vorzeitigen Todes wenig, welches auch ohne die unnatürlichen Todesursachen im Vergleich zur Allgmeinbevölkerung noch 2.4-fach erhöht ist (Saha et al., 2007). Die Kombination aller erhöhten Risikofaktoren führt zu einer um etwa 20 % verkürzten Lebenserwartung (Newman & Bland, 1991).

Die Kombination aller Risikofaktoren führt zu einer um etwa 20 % verkürzten Lebenserwartung

1.5 Verlauf und Prognose

Das durchschnittliche Alter bei Erstmanifestation liegt bei Männern im zweiten bis dritten und bei Frauen im späten dritten Lebensjahrzehnt. Obwohl die meisten Frauen und Männer eine erste psychotische Episode in der späten Adoleszenz, bzw. frühem Erwachsenenalter entwickeln, gibt es zweite und dritte kleine Inzidenzausschläge in älteren Altersgruppen. Dies ist zum Teil auch darauf zurückzuführen, dass bei Frauen auch Spätschizophrenien, post-menopausal auftreten, die auf das Wegfallen der Östrogenprotektion zurückgeführt werden (Riecher-Rossler, 2003). Etwa 75 % der Betroffenen erleben in den fünf Jahren vor der ersten akuten Episode eine Prodromalphase, in der sich erste Anzeichen oder Symptome der Schizophrenie herausbilden, etwa Grübeln, quälende Gedanken, Schlafstörungen, Spannung, Nervosität, Unruhe, Konzentrationsschwierigkeiten, Reizbarkeit, Ängste, Interessensverlust, oder übermäßige Sorgen. Rückblickend können in den meisten Fällen diese Symptome mit den Betroffenen rekonstruiert und als Warnsignale für das Auftreten einer neuen akuten Periode genutzt werden. Der weitere Verlauf nach einer akuten Phase ist sehr variabel. Nach ICD-10 werden folgende Verlaufsbilder spezifiziert:

Der Erkrankung geht oft eine lange Prodromalphase mit unspezifischen Symptomen voraus

Klassifikation des Verlaufs nach ICD-10	
F20.x0	kontinuierlich: keine Symptomremission im Beobachtungszeitraum
F20.x1	episodisch, mit zunehmendem Residuum: zunehmende Entwicklung „negativer" Symptome in den Krankheitsintervallen
F20.x2	episodisch mit stabilem Residuum: anhaltende aber nicht zunehmende „negative" Symptome in den Krankheitsintervallen
F20.x3	episodisch remittierend: vollständige oder praktisch vollständige Remission zwischen den psychotischen Episoden
F20.x4	unvollständige Remission
F20.x5	vollständige Remission
F20.x8	sonstige Verlaufsformen
F20.x9	Verlauf unsicher, Beobachtungszeitraum zu kurz

Unter Remission wird eine weitgehende Symptomfreiheit verstanden

Diese Kategorisierungen lassen viel Interpretationsspielraum und erschweren somit die Kommunikation unter Praktikern wie Forschern. Vor einigen Jahren wurden deshalb von einer Konsensusgruppe (Andreasen et al., 2005) verbindlichere Definitionen der Kriterien vorgelegt. Diesen Definitionen wurden die gängigen Symptomskalen, Positive and Negative Syndrome Scale (PANSS), Scale for the Assessment of Negative Symptoms (SANS) und Scale for the Assessment of Positive Symptoms (SAPS) und Brief Psychiatric Rating Scale (BPRS) zu Grunde gelegt. Um von Remission sprechen zu können, muss nach diesen Kriterien ein Wert von „leicht oder weniger" (PANSS-item-Werte 3; BPRS-item-Werte 3; SAPS und SANS item-Werte 2) gleichzeitig für alle Kernmerkmale (Wahn, Halluzinationen, Desorganisierte Sprache, desorganisiertes Verhalten, Negative Symptome) über einen Zeitraum von mindestens sechs Monaten erreicht worden sein.

Unter recovery wird eine umfassende und längerfristige Genesung verstanden

Sowohl Forscher als auch Praktiker plädieren aber inzwischen zunehmend dafür, sich von einer ausschließlich Symptom-fokussierten Definition des Verlaufs zu verabschieden und das globale oder soziale Funktionsniveau stärker zu berücksichtigen. In diesem Zusammenhang ist der Begriff „Recovery" relevant, mit dem eine umfassende und längerfristige Genesung von der Störung gemeint ist. Recovery beinhaltet nach Liberman (2008) die Remission von Symptomen, die Teilnahme an produktiven Tätigkeiten wie Arbeit oder Schule, die unabhängige Bewältigung von Alltagsanforderungen sowie herzliche familiäre Beziehungen, Freizeitaktivitäten und befriedigende freundschaftliche Beziehungen. Darüber hinaus betont er die Notwendigkeit, eine zusätzliche subjektive Komponente von Recovery zu berücksichtigen, die Aspekte wie Hoffnung, allgemeine Handlungskompetenz (Empowerment) und Coping beinhaltet.

Die bisher uneinheitlichen Remissionskriterien erschweren eine exakte Aussage zum langfristigen Verlauf. Es lässt sich aber grob festhalten, dass circa 25 % der Betroffenen innerhalb von 5 Jahren nach der ersten oder den ersten Episoden keine weiteren Krankheitsepisoden mehr erleben. Bei circa 30 % der Betroffenen treten mehrere Krankheitsepisoden ohne weitere Einschränkungen zwischen den Phasen auf. Etwa 10 % erleben mehrere Krankheitsepisoden mit einer gleichbleibenden Einschränkung zwischen den Episoden und etwa 40 % mehrere Episoden mit einer zunehmenden Einschränkung (Häfner & an der Heiden, 1999).

Obwohl nicht zu leugnen ist, dass Schizophrenie für die Betroffenen oft massive Auswirkungen im Hinblick auf die Erfüllung beruflicher und sozialer Rollen hat, spricht vieles dagegen, die Prognose für Schizophrenie allzu schwarz zu malen. Von einem global schlechten Verlauf auszugehen, ist nicht nur für Betroffene entmutigend. Es widerspricht der empirischen Datenlage, die sich nicht global im Sinne einer progredienten Verschlechterung der Symptomatik interpretieren lässt. Die Mehrheit der Betroffenen zeigt im längeren Verlauf eine deutliche Verbesserung der Symptomatik und circa 40 % erreichen ein zufriedenstellendes Funktionsniveau (Warner, 2009). Aufschlussreich ist in diesem Zusammenhang auch, sich anzuschauen, welche Faktoren sich als günstig bzw. ungünstig für den Verlauf einer Schizophrenie nach der Ersterkrankung erwiesen haben. Als günstige Verlaufsprädiktoren gelten (Überblick z. B. bei Warner, 2009):

- eine gute prämorbide Anpassung und ein höheres Alter bei Ersterkrankung,
- weibliches Geschlecht
- das Fehlen hirnstruktureller Auffälligkeiten
- das Fehlen von Schizophrenie in der Familienanamnese
- höhere Behandlungsbereitschaft
- schneller Behandlungsbeginn (kürzere Zeitspanne mit unbehandelter Psychose)
- ländlicher Hintergrund
- das Aufwachsen in einem Entwicklungsland
- weniger belastende Lebensereignisse
- gutes Familienklima (wenig Kritik, Feindseligkeit und Überfürsorglichkeit)
- gute soziale und berufliche Einbettung

Entgegen der früheren Ansicht, dass komorbide Achse I-Störungen mit einem günstigeren Verlauf einhergehen, finden neue Studien übereinstimmend und für sämtliche der oben aufgelisteten komorbiden Störungen, dass diese mit einer größeren Symptombelastung und einer ungünstigeren Prognose einhergehen (Buckley et al., 2009).

2 Ätiologie und Pathophysiologie

2.1 Genetische Faktoren

Die Erblichkeit des Erkrankungsrisikos für schizophrene Störungen wird auf ca. 80 % geschätzt

Populationsgenetische Studien (Familien-, Zwillings- und Adoptionsstudien) zeigen deutlich die hohe erbliche Komponente der Erkrankung. Verwandten von Personen mit Schizophrenie weisen höhere Erkrankungsraten auf als die Allgemeinbevölkerung. Das Risiko steigt mit der Nähe des Verwandtschaftsgrades und mit der Anzahl von erkrankten Personen in der Familie. So ist das Risiko, an Schizophrenie zu erkranken, das in der Allgemeinbevölkerung bei ca. 1 % liegt, bei entfernteren Verwandten (Enkel, Nichten/Neffen) auf ca. 2–3 %, bei Geschwistern von Personen mit Schizophrenie schon auf ca. 10 % erhöht. Bei Kindern von zwei schizophren erkrankten Elternteilen liegt das Risiko dann schon bei 20–40 % und bei eineiigen Zwillingen von Schizophreniekranken bei 50 %. Zwillingsstudien zeigen übereinstimmend höhere Konkordanzraten für schizophrene Störungen bei eineiigen (monozygoten) gegenüber zweieiigen (dizygoten) Zwillingen (ca. 50 % versus ca. 15 %). Meta-analytische Zusammenfassungen von Zwillingsstudien kommen zu der Einschätzung, dass ca. 80 % der Varianz in der Anfälligkeit für schizophrene Störungen auf genetische Einflüsse zurückgehen (Cardno et al., 1999; Sullivan, Kendler & Neale, 2003).

Bestimmte Varianten normaler Gene (Polymorphismen) können die genetisch vermittelte Vulnerabilität für Schizophrenie erhöhen und gelten daher als „Risikogene"

Molekulargenetische Studien nutzen Kopplungs- und Assoziationsstudien zum „Eingrenzen" von Genorten, an denen Risikogene für Schizophrenie mit hoher Wahrscheinlichkeit lokalisiert sind oder zur direkten Identifikation von Risiokogenen. In den letzten Jahren hat es eine explosionsartige Vermehrung von Studien gegeben, die über die Entdeckung von Genvarianten berichten, die mit einem erhöhten Erkrankungsrisiko für schizophrene Störungen einher gehen. Diese Zunahme von Befunden wird vor allem durch die Möglichkeit genomweiter Assoziationsstudien (GWA) hervorgebracht, die nicht mehr mit speziellen Hypothesen zu Ort oder Funktion des gesuchten Risikogens arbeiten müssen. Genomweite Screeninguntersuchungen stellen fest, ob genetische Variationen innerhalb des menschlichen Genoms (single nucleotide polymorphisms, SNPs) mit bestimmten Merkmalen (hier Erkrankungsrisiko für Schizophrenie) assoziiert sind. Nimmt man allein nur die Ergebnisse derjenigen Assoziationsstudien, die durch mindestens viermalige Replikation in unabhängigen Populationen, also durch kumulative Evidenz, charakterisiert sind, so ergab eine Metaanalyse aus dem Jahre 2008 bereits 24 Genvarianten in 16 verschiedenen Genen, die mit einem erhöhten Erkrankungsrisiko für Schizophrenie assoziiert sind (Allen et al., 2008). Der aktuelle Evidenzstand kann in der Online-Datenbank „SchizophreniaGene" (SzGene) eingesehen werden: http://www.schizophreniaforum.org/res/sczgene/default.asp.

Vermutlich tragen additive Effekte mehrerer „Risikogene", Gen-Gen- und Gen- Umweltinteraktionen zum genetisch erhöhten Schizophrenierisiko bei

Bei den Vulnerabilitätsgenen handelt es sich meist nicht um Mutationen (also seltene, veränderte Formen eines Gens), sondern um Polymorphismen, also normale Varianten eines Allels, die auch in der gesunden Bevölkerung verbreitet vorkommen. Jede dieser Genvarianten beeinflusst für sich genommen das Erkrankungsrisiko nur um 1–2 % (zeigt also nur eine geringe Penetranz). Additive Effekte von „Risikogenen" in unterschiedlichen Kombinationen sowie Gen-Umwelt-Interaktionen, möglicherweise aber auch Gen-Gen-Interaktionen, erhöhen dann die Vulnerabilität für die Erkrankung. Genomweite Screeninguntersuchungen werden in den nächsten Jahren wahrscheinlich noch weitere Risikogene hervorbringen; man rechnet mit ca. 50–100. Als sicher kann heute schon gelten, dass die erblich bedingte Vulnerabilität für schizophrene Störungen durch einen komplexen polygenen Erbgang zustande kommt (was vermutlich auch auf andere psychische Erkrankungen zutrifft). Es ist nicht damit zu rechnen, dass noch DAS „Schizophrenie-Gen" gefunden wird.

Die Tatsache, dass inzwischen zahlreiche Risikogene bekannt sind, bedeutet noch nicht, dass auch jeweils die pathophysiologischen Prozesse bekannt sind, die bei Vorhandensein von bestimmten Varianten eines Gen das Krankheitsrisiko steigen lassen. Bei einigen Risikogenen steht deren bekannte physiologische Funktion mit den bei Schizophrenie vermuteten pathophysiologischen Mechansimen (siehe Abschnitte 2.2, 2.2.2, 2.2.3) in Einklang. So wurden etwa mehrere Risikogene identifiziert, die mit Veränderungen des Dopaminstoffwechselns zusammenhängen könnten (z. B. COMT-, Catechyl-Methyltransferase-Gen). Andere Risikogene sind eher mit allgemeinen Prozessen der Hirnentwicklung und -reifung oder mit Zellreparaturprozessen assoziiert (z. B. NRG1-, Neuroregulin 1-Gen). Die Kenntnis der pathophysiologischen Mechanismen könnte die Entwicklung ätiologischer Schizophreniemodelle und neuer Behandlungsansätzen fördern. Um die Mechanismen aufzudecken, auf derem Wege die Vulnerabilitäts- oder Risikogene das Erkrankungsrisiko beeinflussen, ist vorgeschlagen worden, den heterogenen Phänotypus Schizophrenie in kleinere Einheiten zu zerlegen, s. g. Endophänotypen. Es ist bekannt, dass Angehörige schizophrener Patienten in leichterer Form ebenfalls kognitive, psychophysiologische, okulomotorische oder hirnmorphometrische Auffälligkeiten aufweisen. Möglicherweise manifestiert sich die genetisch vermittelte Anfälligkeit für die Erkrankung in solchen subklinischen Anomalien und deren Varianz kann für genetische Assoziationsstudien genutzt werden.

Einige bekannte „Risikogene“ stehen z.B. mit dem Dopaminstoffwechsel oder Prozessen der Hirnentwicklung im Zusammenhang

2.2 Neurobiologische Faktoren

2.2.1 Neurochemische Veränderungen

Bei der Schizophrenie liegen Störungen in multiplen Transmittersystemen vor. Unter den verschiedenen neurochemischen Hypothesen der Schizophrenie hat die Dopaminhypothese die längste Geschichte und größte empirische Evidenz. Sie präsentiert sich auf der Basis neuer empirischer Befunde immer wieder in geänderten Versionen (Howes & Kapur, 2009). *Indirekte* Evidenz für Veränderungen in der dopaminergen Übertragung liefert die Wirkung verschiedener pharmakologischer Substanzen: 1) Alle in der Behandlung der Schizophrenie wirksamen neuroleptischen Substanzen zeigen eine antagonistische Wirkung am dopaminergen D2-Rezeptorsubtyp oder wie z. B. Clozapin am verwandten D4-Rezeptorsubtyp. Die antipsychotische Wirkung steht dabei in engem Zusammenhang zur Bindungsstärke (Affinität) des entsprechenden Medikamentes am D2-Rezeptor. Neuroleptika, gerade neuere atypische, binden auch an andere Rezeptorklasssen, aber hier besteht kein entsprechender Zusammenhang zur antipsychotischen Wirkung. 2) Psychostimulanzien, wie Amphetamin, bewirken Dopaminfreisetzung im Striatum. Sie können bei längerfristiger Einnahme psychotische Zustände erzeugen, die dem Bild einer paranoid-halluzinatorischen Psychose ähneln oder bei zuvor schon schizophren erkrankten Personen Rückfälle bewirken. *Direktere* Hinweise auf veränderte dopaminerge

Der pharmakologische Wirkmechanismus von Antipsychotika stützt die Dopaminhypothese der Schizophrenie

Übertragung bei Personen mit Schizophrenie konnten mit bildgebenden Verfahren (PET, SPECT) gewonnen werden: Bei akut psychotischen Patienten zeigen die präsynaptischen Nervenzellenden im Striatum eine erhöhte Verfügbarkeit von Dopamin (Synthese und Speicherung). Auf pharmakologische Substanzen (Challenge), die eine Dopaminfreisetzung bewirken, reagieren akut erkrankte Patienten mit einer gesteigerten Menge von freigesetztem Dopamin. Auch Verwandte schizophrener Patienten oder Personen mit klinischen Risikosymptomen zeigen (wenn auch in weniger prominenter Form) ein erhöhtes Ansprechen der striatalen Dopaminfreisetzung auf pharmakologische Challenger. All diese Befunde stützen die Hypothese einer dopaminergen Überaktivität im limbischen System, welche das neurochemische Korrelat der Positivsympomatik der Schizophrenie sein könnte.

Akute psychotische Positivsymptomatik scheint mit einer dopminergen Überaktivität im Striatum einherzugehen

Allerdings lassen sich mit dieser Variante der Dopaminhypothese eigentlich nur die Positivsymptome der Schizophrenie in Zusammenhang bringen. Negativsymptome oder kognitive Leistungsminderungen sprechen weniger gut auf Neuroleptika an, können sich ggf. sogar verstärken. Hier sind teilweise Dopaminagonisten hilfreich. In anderen Bereichen des Dopaminsystem scheint also eher Unteraktivität vorzuherrschen, z. B. im präfrontalen Kortex. Eine funktionale Hypoaktivität im präfrontalen Kortex wird teilweise durch funktionell-bildgebende Befunde gestützt, ist aber weniger gut belegt als die striatale dopaminerge Hyperaktivität (siehe Kapitel 2.2.3). Insgesamt scheint ein Ungleichgewicht im Dopaminsystem vorzuherrschen, das durch eine möglicherweise präfrontal betonte tonische Hypoaktivität und eine phasische Überaktivität gekennzeichnet ist, die in Reaktion auf Stressoren oder pharmakologisches Challenge auftritt. Die Ursache für dieses Ungleichgewicht im dopaminergen Transmittersystem ist unbekannt. Hier werden genetische Einflüssen sowie Gen-Umwelt-Interaktionen diskutiert, die auf verschiedenen Wegen in einer gemeinsamen „Endstrecke" münden (Howes & Kapur, 2009).

Bei Schizophrenie treten zusätzliche Dysfunktionen auch im glutamatergen, GABAergen und seretonergen Transmittersystem auf

Pharmakologische Befunde liefern auch Hinweise auf Veränderungen in anderen Transmittersystemen: Eigentlich als Anästhetika entwickelte Substanzen, wie Phencyclidin (PCP) oder Ketamin, die am N-Methyl-D-Aspartat (NMDA)-Glutamat-Rezeptor antagonistisch wirken, also Bindungsstellen blockieren, können psychoseähnliche Zustände bewirken. Bei längerer oder häufiger Einnahme stellt sich nicht nur Positiv-, sondern auch Negativsymptomatik ein. Die Zahl der glutaminergen NMDA-Rezeptoren oder ihre Sensitivität scheinen bei Schizophrenie erhöht. Die Befunde würden zum Modell eines relativen Glutamatmangels in bestimmten Regionen passen. Wegen der ubiquitären Verteilung von Glutamat im Gehirn sind diese Veränderungen aber regional schwer festzumachen.

Glutamat nimmt über GABA-(Gamma-Aminobuttersäure) Interneurone auch regulierenden Einfluss auf die dopaminerge Übertragung. Imbalancen zwischen beiden Systemen oder auch zusätzlich des GABAergen Systems könnten also in Beziehung zueinander stehen.

Zusätzlich gibt es Hinweise auf Veränderungen des serotonergen (5-HT) Transmittersystems bei psychotischem Erleben: Die halluzinogene Wirkung von LSD (Lysergsäurediethylamid) oder Meskalin, wird v. a. über die Stimulation der 5-HT2A Rezeptoren vermittelt. Atypische Neuroleptika, wie Clozapin oder Risperdal, bewirken eine selektive Hemmung der Serotonintransporter in der präsynaptischen Membran, sind also Serotonin-Wiederaufnahmehemmer.

Insgesamt kann die alleinige Dysfunktion eines Transmittersystems nicht alle psychopathologischen Veränderungen bei Schizophrenie erklären. Daher muss von regionalen Dysbalancen *innerhalb* von Transmittersystemen (z. B. im dopaminergen System) und *zwischen mehreren* beteiligten Transmittersystemen ausgegangen werden.

2.2.2 Veränderungen der Hirnstruktur

Schizophren Erkrankte zeigen regionale Hirnvolumenänderungen, vor allem im medialen Temporallappen

Seit den 70er Jahren hat eine wachsende Zahl von Studien mit strukturell bildgebenden Verfahren Veränderungen im Gehirnvolumen von Personen mit Schizophrenie untersucht. Dazu wurden zunächst computertomographische (CT), heute fast nur noch magnetresonanztomographische (MRT) Aufnahmen des Gehirns genutzt. Meta-analytische Zusammenfassungen über zahlreiche Einzelstudien (siehe z. B. Davidson & Heinrichs, 2003; Steen, Mull, McClure, Hamer & Lieberman, 2006) bestätigen eine geringfügige Reduktion des Gesamtgehirnvolumens (ca. –3 %) von Personen, die an Schizophrenie erkrankt sind sowie regional betonte Volumenminderungen im medialen Temporallappen (v. a. Hippocampus-Amygdala-Komplex, ca. –8 %), im superioren temporalen Kortex, im frontalen Kortex (v. a. im dorsolateralen präfrontalen Kortex) und im Thalamus. Mit den mediotemporalen Volumenminderungen in Zusammenhang steht vermutlich, dass die Seitenventrikel und der 3. Ventrikel von schizophren Erkrankten um ca. 25–30 % vergrößert sind. Unklarer ist die Befundlage für subkortikale Strukturen wie die Basalganglien, wo sich vermutlich gegenläufige Prozesse widerspiegeln: während bei medikamenten-naiven Patienten eher eine Volumen*reduktion* festgestellt wurde, fand sich bei Personen mit langjähriger Neuroleptikaeinnahme eine Volumen*zunahme*. Zudem fanden sich Hinweise auf eine veränderte Lateralisierung: Während bei den meisten gesunden Personen das Planum temporale (PT), eine Struktur im superioren Temporallappen, die mit rezeptiven sprachlichen Fähigkeiten in Verbindung gebracht wird, auf der linken Hirnhälfte größer als auf der rechten ist, fand sich bei Personen mit Schizophrenie eine Aufhebung dieser normalen Asymmetrie durch Vergrößerung des PT auf der rechten Seite.

Seitenventrikel und 3. Ventrikel sind bei schizophren Erkrankten vergrößert

Voxelweise Vergleiche der Hirnvolumina von Personen mit Schizophrenie und gesunden Probanden (voxel based morphometry, VBM) haben die Befunde der volumetrischen Studien im wesentlichen bestätigt und konnten die Evidenz für Volumenminderungen in frontalen, anterior cingulären, parahippocampalen und thalamischen Arealen sichern (Glahn et al., 2008).

Die beschriebenen Volumenänderungen zeigen sich großteils bereits bei Personen mit erstmaliger Manifestation einer schizophrenen Psychose (Steen et al., 2006), die auch noch keine Medikamente genommen haben. Dies deutet auf einen frühen, entweder vor der Erkrankung liegenden oder/ und im Übergangszeitraum zur Psychose auftretenden Ursprung der Strukturveränderungen hin. Allerdings findet sich auch eine wachsende Anzahl von Studien, die zusätzlich zu den bei Erstmanifestation vorliegenden Strukturveränderungen eine weitere Reduktion des Volumens von Gesamtgehirn und frontalen/temporalen Subregionen sowie eine Zunahme der Seitenventrikel über den Erkrankungsverlauf beobachten. Die progredienten Hirnsubstanzänderungen scheinen bereits im Adoleszenz- oder jungem Erwachsenenalter einzusetzen und nicht linear über die Zeit und für alle Hirnregionen gleich zu verlaufen. Sie führen dazu, dass im Mittel eine Person mit Schizophrenie, über 20 Jahre betrachtet, etwa doppelt soviel Substanzverlust erleidet, wie es altersbedingt bei psychisch gesunden Personen vorkommt (Hulshoff Pol & Kahn, 2008). Ausgeprägtere Hirnsubstanzverluste waren in einigen Studien mit einer Verschlechterung kognitiver und klinischer Symptomatik assoziiert (Hulshoff Pol & Kahn, 2008), aber dieser Zusammenhang konnte nicht konsistent gefunden werden (DeLisi, 2008).

Schizophren Erkrankte zeigen sowohl entwicklungsbedingte als auch progrediente Hirnstrukturveränderungen

Gehirne schizophren Erkrankter weisen Veränderungen im Aufbau der Nervenzellschichten und in den Faserverbindungen zwischen Hirnregionen auf

Verfahren, die die Integrität der Faserverbindungen im Gehirn darstellen (Diffusion Tensor Imaging, DTI oder Magnetization Transfer Imaging, MTI) zeigen Abweichungen vom normalen Verbindungsmuster bei Personen mit Schizophrenie (Kubicki, McCarley & Shenton, 2005). Mikroanatomische Untersuchungen, die allerdings nur post-mortem an Gehirnen verstorbenen Patienten durchgeführt werden können, haben zytoarchitektonische Veränderungen im präfrontalen Kortex und im Hippokampus festgestellt. Weniger die Anzahl der Neuronen scheint reduziert, sondern vielmehr die Dichte der Synapsen und Neuriten. Die veränderte Schichtung und Vernetzung der Neurone könnte auf eine reduzierte Konnektivität, d. h. Kommunikation von präfrontalem Kortex und Hippocampus mit anderen Hirnarealen hindeuten (Stephan, Friston & Frith, 2009).

Hirnstrukturveränderungen sind bereits vor Auftreten klinische Psychosezeichen und bei nicht erkrankten Verwandten vorhanden

Zeitverlauf und Mechanismus der hirnstrukturellen Veränderungen sind bisher unklar. Strukturelle Veränderungen frontaler, cingulärer und hippocampaler Areale werden in leichterem Ausmaß auch bei Personen gefunden, die klinisch ein Prodromalstadium einer Psychose aufweisen (ultra-high-risk-subjects), differenzieren aber nicht zwischen denen, bei denen sich subklinische präpsychotische Auffälligkeiten zur manifesten Psychose ausweiten und denen, bei denen das nicht geschieht (Wood et al., 2008). Die strukturellen Auffälligkeiten scheinen also eher einen Risikofaktor für kognitive und psychopathologische Auffälligkeiten zu bilden, nicht unbedingt für die voll ausgeprägte Psychose. Bei Verwandten von Schizophreniekranken, die – obwohl selber nicht erkrankt – ein erhöhtes genetisches Risiko für die Erkrankung tragen, ließen sich ebenfalls regionale Volumenminderungen, am deutlichsten im linken Hippocampus, sowie Erweiterungen der Seitenventrikel wiederholt bestätigen (Boos, Aleman, Cahn, Pol & Kahn, 2007). Wie auch bei den neuropsychologischen Testergebnissen (siehe Kapitel 3.3) nehmen die Werte der nicht-erkrankten Verwandten von Psychosekranken hier eine „Mittelstellung" ein. Sie weichen geringfügig bis moderat von denen Gesunder ab, sind aber nicht im selben Maße auffällig wie die der manifest erkrankten Personen.

Trotzdem hirnmorphologische Veränderungen bei Personen mit Schizophrenie oder auch bei Personen mit erhöhtem Risiko für die Erkrankung konsistent festgestellt wurden, ist festzuhalten, dass die Überlappungen der Hirnvolumenverteilungen zwischen Personen mit Schizophrenie und gesunden Probanden sehr groß sind. Einige der beschriebenen Veränderungen (z. B. Hippocampusvolumenreduktionen) treten auch bei anderen psychischen Störungen auf, z. B. bei depressiven oder bipolaren Störungen (Arnone et al., 2009; Konarski et al., 2008). Keiner der hirnmorphometrischen Befunde ist also bisher spezifisch und sensitiv genug für die Einzelfalldiagnostik. Das Gehirnvolumen von Menschen unterliegt einer großen Varianz, die durch eine Vielzahl von Faktoren, allen voran durch genetische Ausstattung, beeinflusst wird; innerhalb diese Gefüges trägt die Schizophrenieerkrankung nur mit wenigen Prozentpunkten (max 6 % bei der Ventrikelgröße) zur Gesamtvarianz bei.

2.2.3 Veränderungen der Hirnfunktion

Die präfrontal und hippocampal betonten strukturellen Hirnveränderungen bei Personen mit Schizophrenie oder bei Risikopopulationen werden durch korrelative Befunde mit Funktionsauffälligkeiten in exekutiven sowie in verbalen Lern- und Gedächtnistests in Zusammenhang gebracht (siehe z. B. Exner et al., 2008; Szeszko et al., 2002; Szeszko et al., 2000). Direkter lassen sich die Hirnkorrelate funktioneller Beeinträchtigungen in der Informationsverarbeitung mit elektrophysiologischen und funktionell-bildgebenden Methoden erfassen. Elektrophysiologische Korrelate früher Wahrnehmungs- und Selektionsprozesse in der Informationsverarbeitung deuten darauf hin, dass Personen mit Schizophrenie (und in geringerem Maße auch durch Verwandtschaft oder klinische Symptomatik definierte Risikopopulationen) Schwierigkeiten bei sensorischen und sensomotorischen Filterprozessen haben. Vorerfahrungen mit bestimmten akustischen oder visuellen Reizen werden scheinbar weniger für die Einordnung von Neuheit oder Bedeutung späterer Reize genutzt (siehe Abschnitt 3.1.1 zu Korrelaten und Auffälligkeiten präattentiver Prozesse).

Elektrophysiologische Untersuchungen zeigen bei schizophren Erkrankten oder bei Personen mit erhöhtem Psychoserisiko Störungen sensorischer und sensomotorischer Filterprozesse

Personen mit Schizophrenie zeigen eine reduzierte Aktivität der frontalen Kortex

Funktionell-bildgebende Untersuchungen der Hirnaktivität (PET, SPECT oder fMRT) bei Personen mit schizophrenen Störungen konnten zeigen, dass frontale Hirnareale eine geringere Aktivierung aufwiesen als bei gesunden Probanden (siehe Metaanalyse von Hill et al., 2004). Diese allgemein als *Hypofrontalität* bezeichnete Auffälligkeit (in der Größenordnung von kleinen bis mittleren Effekten) ist sowohl im Ruhezustand nachweisbar als auch bei der Bearbeitung von Aufgaben, die exekutive Anforderungen stellen. Relativ zu anderen Hirnregionen scheint der frontale Kortex auch bei Beachtung von teilweise medikamenteninduzierten Artefakte weniger aktiv als bei gesunden Probanden. Die beobachtete Minderaktivierung des frontalen Kortex, insbesondere des dorsolateralen präfrontalen Kortex (DLPFC) zeigte sich bereits bei unmedizierten ersterkrankten Personen und teilweise auch bei Risikopopulationen ohne Erkrankungszeichen, scheint also die Vulnerabilität für eine Psychose widerzuspiegeln (Fusar-Poli et al., 2007). Bei Patienten mit längerer Krankheitsdauer (>2 Jahre), ist dieses reduzierte Aktivierungsmuster im frontalen Kortex stärker ausgeprägt, was auf eine zusätzliche Progredienz des Phänomens hindeuten könnte, allerdings sind diese Effekte schwer von Einflüssen des biologischen Alterns und der Medikamenteneinnahmedauer zu trennen.

Kritisch ist bei diesen Befunden die Rolle des Leistungsniveaus zu sehen: Personen mit Schizophrenie zeigen bei exekutiven Anforderungen oft schlechtere Leistungen als Gesunde und das Niveau der Aufgabenbearbeitung und der Aktivierung scheinen insgesamt positiv assoziiert zu sein. Frith und Kollegen (Frith et al., 1995) konnten zeigen, dass sich die verringerte frontale Aktivierung, die Personen mit Schizophrenie bei der Bearbeitung einer Wortproduktionsaufgabe aufwiesen, relativierte, wenn das Leistungsniveau beachtet wurde. Wenn für das Niveau der Aufgabenbearbeitung (Performance) korrigiert wurde, zeigte sich keine verminderte frontale Aktivitierung mehr, sondern teilweise sogar eine gesteigerte Aktivierung („Hyperfrontalität"). Die sonst häufig beobachtete „Hypofrontalität" müsste also nicht zwingend eine frontale Hirnfunktionsstörung nahe legen, sondern könnte auch veränderte Prozesse während der Aufgabenlösung oder mangelndes Engagement widerspiegeln.

Einen weiteren indirekten Hinweis auf veränderte Hirnfunktionen bei Personen mit Schizophrenie liefern Befunde zu motorischen und okulomotorischen Auffälligkeiten (siehe Überblick bei Jahn, 2008; Schröder, 2008). Sehr konsistente Befunde zeigen sich bei okulomotorischen Untersuchungen der langsamen Augenfolgebewegungen (smooth pursuit eye movement, SPEM) und von Antisakkaden. Ein hoher Prozentsatz von Personen mit Schizophrenie zeigt beim Verfolgen eines bewegten Zielreizes mit den Blicken gehäuft Abweichungen vom Zielreiz und eine (wahrscheinlich funktionell nachfolgende) erhöhte Anzahl von korrektiven Aufholsakkaden. In Anti-Sakkadenaufgaben, in denen der Blick auf die vom Zielreiz abgewandte Seite gerichtet werden soll, treten bei Personen mit Schizophrenie viele Fehler, i. S. von reflexiven Blickbewegungen zum Zielreiz und verlangsamte Latenzen der Anti-Sakkaden auf (siehe z. B. Reuter, Herzog & Kathmann, 2006). Okulomotorische Störungen werden funktionell-anatomisch mit Beeinträchtigungen der frontalen Augenfelder (BA 8), des supplementärmotorischen und dorsolateralen präfrontalen Kortex in Verbindung gebracht.

Okulomotorische und manumotorische Störungen bei schizophren Erkrankten weisen auf eine veränderte Funktion des motorischen Kortex hin

Störungen der Handmotorik finden sich ebenfalls bei einem hohen Prozentsatz von Personen mit Schizophrenie. Insbesondere bei schnellen feinmotorischen Leistungen erscheinen viele schizophren Erkrankte allgemein verlangsamt, weniger geschickt und ihre motorische Leistungsfähigkeit schwankt bei wiederholter Überprüfung intraindividuell stärker als bei vergleichbaren gesunden Personen. In bildgebenden Untersuchungen zeigen sich die reduzierten feinmotorischen Fähigkeiten von Personen mit Schizophrenie assoziiert mit dem Frontalhirnvolumen sowie mit verringerter Aktivität in primärmotorischen, sensumotorischen und supplementärmotorischen Arealen.

In Stichproben von Personen mit Schizophrenie finden sich mehr Linkshänder oder Ambidexter (Beidhändigkeit) als in vergleichbaren gesunden Stichproben, was einen weiteren Hinweis auf veränderte zerebrale Asymmetrien liefert (siehe auch Abschnitt 2.2.2).

Sowohl okulomotorische als auch manumotorische Störungen sind intraindividuell sehr stabil, korrelieren aber untereinander wenig. Beide Arten motorischer Störungen treten bereits vor der ersten Erkrankung und im weiteren Verlauf auch unabhängig von der Fluktuation und Behandelbarkeit der psychotischen Symtomatik auf. Bei familiär oder klinisch definierten Risikopopulationen finden sich okulomotorische oder manumotorische Auffälligkeiten ebenfalls häufiger als in vergleichbaren gesunden Populationen.

2.3 Schädigende Einflüsse (Noxen)

2.3.1 Substanzmissbrauch

Die lang gehegte Annahme, dass Cannabis ein auslösender Faktor für Psychosen sein könnte, wird inzwischen durch eine Reihe prospektiver Studien belegt. Die entsprechenden Odds Ratios für den Zusammenhang zwischen Psychose und dem höchsten Ausmaß des erfragten Cannabisgebrauchs schwanken allerdings erheblich und liegen zwischen 1.8 mg und 10.9 mg (Median 2.2–2.3) (Fergusson, Poulton, Smith & Boden, 2006). In einigen war die Konsummenge mit dem Ausmaß des Psychoserisikos korreliert („Dose-Response"-Effekt). Einschränkend muss allerdings erwähnt werden, dass nur ein Teil dieser Studien die Möglichkeit einer umgekehrten Kausalität untersucht oder kontrolliert hat, nämlich, dass erhöhter Cannabiskonsum im Sinne eines Bewältigungsversuches in Folge von psychotischen Symptomen auftritt. Deshalb wird der kausale Effekt von Cannabis auf Psychosesymptome möglicherweise etwas überschätzt.

2.3.2 Geburtskomplikationen

In einer Meta-Analyse von Cannon, Jones und Murray (2002) wurden die Ergebnisse von acht qualitativ hochwertigen prospektiven Studien zum Zusammenhang zwischen Geburtskomplikationen und Schizophrenie quantifiziert. Dabei wurden über 30 bekannte Geburtskomplikationen ausgewertet. Dabei zeigten sich signifikante Effekte für drei Gruppen von Risikofaktoren. Die signifikanten Effekte sind in Tabelle 3 dargestellt. Allerdings weisen die Autoren darauf hin, dass es einige zusätzliche relevante Geburtskomplikationen möglicherweise aufgrund mangelnder Power nicht in die Liste der signifikanten Effekte geschafft haben.

Tabelle 3:
Geburtskomplikationen, die mit einem erhöhtem Schizophrenie-Risiko einhergehen (nach Cannon et al., 2002)

Schwangerschafts- und Geburtskomplikationen sind ein Risikofaktor für Schizophrenie

Komplikation	Gesamt Patienten/Anzahl mit Komplikation – Gesamt Gesunde/Anzahl mit Komplikation	Odds Ratio
Diabetes in Schwangerschaft	237/3 – 1909/3	7.7
Geburtsgewicht <2.000	504/6 – 10.926/78	3.9
Ungeplanter Kaiserschnitt	818/20 – 507.863/1595	3.2
Angeborene Missbildungen	737/10– 508.781/6.144	2.4
Atonische Nachblutung	659/27 – 507.703/16.913	2.3
Rhesus-Faktoren	759/18 – 17.537/2.911	2.0
Asphyxie[1]	1.109/60 – 2.297/119	1.7
Blutungen während der Schwangerschaft	1223/34 – 524.972/9.367	1.7
Geburtsgewicht <2.500 g	1.294/60 – 536.045/19.343	1.7
Präeklampsie[2]	1712/75 – 510.275/18.286	1.4

Anmerkung: [1] mangelnde Sauerstoffversorgung; [2] erhöhter Blutdruck, vermehrte Eiweißausscheidung im Urin und Wassereinlagerungen in der Schwangerschaft.

2.3.3 Saisonale Einflüsse

Eine Auswertung von Torrey et al. (1997) ergab, dass mehr als 250 Studien in über 29 Ländern der nördlichen und südlichen Hemisphäre zum Thema Assoziation zwischen Geburtssaison und dem Risiko von Schizophrenie oder bipolarer Störung publiziert wurden. Trotz methodischer Probleme zeigen diese Studien erstaunlich konsistent einen 5–8 %igen Winter-Frühjahr-Überschuss für Geburten von Personen, die später eine Schizophrenie oder schizoaffektive Störung entwickeln. Dieser saisonale Effekt gilt jedoch auch für bipolare Störungen und Depression, wobei der genaue Risikozeitraum für verschiedene Störungen nicht ganz deckungsgleich zu sein scheint. Versuche, die Saisoneffekte mit anderen Riskofaktoren, wie Geschlecht, sozio-ökonomischen Status, ethnische Angehörigkeit, Geburtskomplikationen, neurologischen, neuropsychologischen und bildgebenden Befunden in Zusammenhang zu bringen, blieben überwiegend ergebnislos. Als Ursache für die Saisoneffekte werden deshalb eher genetische Einflüsse, sowie schwerer nachweisbare Schwangerschafts- und Geburtskomplikationen, chemische Faktoren, Ernährung, Temperatur und Infektionen diskutiert.

Studien zeigen erstaunlich konsistent einen 5-8 % Winter-Frühjahr-Überschuss für Geburten von Personen, die später eine Schizophrenie oder schizoaffektive Störung entwickeln

2.4 Soziale Stressoren

2.4.1 Kritische Lebensereignisse

Als kritische Lebensereignisse (Life-events) werden wesentliche, aber nicht außergewöhnliche Veränderungen im Leben gewertet, die sich der Kontrolle des Individuums entziehen und maßgebliche Veränderungen mit sich bringen (z. B. Arbeitsplatzverlust, Scheidung, Wohnortwechsel, Elternschaft). Solche Ereignisse gehen in der Regel mit erhöhtem Stresserleben und notwendiger Anpassung einher. In Studien zum Einfluss von Life-events auf psychotische Symptomatik wird die Anzahl Psychose-unabhängiger Life-events in der Zeit vor dem Ausbruch oder Wiederausbruch der Psychose mit der Anzahl von Life-events während gesunder Episoden verglichen. Eine der meist zitierten frühen retrospektiven Studien (Brown & Birley, 1968) berichtete, dass Personen mit einer psychotischen Störung fast doppelt so viele Life-events in den drei Monaten vor Ausbruch der letzten psychotischen Episode berichteten wie eine altersparallelisierte Kontrollgruppe. Auch die Ergebnisse weiterer retrospektiver Studien bestätigen überwiegend eine Häufung von Life-events vor Ausbruch einer psychotischen Episode (für einen Überblick siehe Thompson et al., 2007). Aus solchen Befunden wurde gefolgert, dass kritische Lebensereignisse wahrscheinlich einen Beitrag zum Ausbruch der Episoden leisten. Andererseits sind Life-event-Studien aus methodischer Sicht wiederholt kritisiert worden (Philipps, Francey, Edwards & McMurray, 2007). Herauszuheben sind vor allem die Nachteile der retrospektiven Designs. Betroffene tendieren in ihrem Bemühen, den Ausbruch der Erkrankung zu verstehen, dazu, belastende Ereignisse retrospektiv näher an die Psychose zu rücken sowie zufälligen Gegebenheiten Kausalitäten beizumessen. Zudem stellt sich bei dieser Art von Design die Frage der Kausalität (Henne-Ei-Problem), d. h. ob mehr belastende Ereignisse zu einem Anstieg der Symptomatik führen oder Symptome, z. B. über psychosozialen Stress, eine Zunahme an Belastungen (z. B. Trennung, Arbeitsplatzverlust) begünstigen. Bei einem bloßen Auszählen der Anzahl von Ereignissen bleiben zudem wichtige Moderatoren, wie bestehende Symptombelastung, vor allem aber die in klassischen Stressmodellen relevante Bewertungskomponente unberücksichtigt. Untersuchungen der Reaktionen auf natürlich auftretende Stressoren, wie

Kritische Lebensereignisse können einen Beitrag zum Ausbruch der Erkrankung leisten, aber die Studien sind aufgrund retrospektiver Designs methodisch angreifbar

Patienten mit Schizophrenie bewerten ein und dasselbe Ereignis oft als belastender als Gesunde

Erdbeben, haben gezeigt, dass Personen mit Schizophrenie dasselbe Ereignis als belastender wahrnehmen als Gesunde (Horan et al., 2007). Insbesondere die eingeschätzte Unkontrollierbarkeit von Situationen hat sich bei Menschen mit Schizophrenie als relevant erwiesen (Jones & Fernyhough, 2007).

2.4.2 Trauma

Eine jüngst wieder neu entfachte Diskussion über den Einfluss von Kindheitstraumata auf die Entwicklung schizophrener Psychosen nahm seinen Anfang in einer systematischen Übersichtsarbeit von Read und Kollegen (Read, Os, Morrison & Ross, 2005), aus der sie schlussfolgerten, dass psychotische Symptome, insbesondere Halluzinationen, mindestens im gleichem Ausmaß mit Trauma assoziiert sind wie viele andere psychische Störungen. Bendall und Kollegen (2008) identifizierten daraufhin 46 Studien, die den Zusammenhang zwischen Kindheitstraumata und Schizophrenie untersuchten. Insgesamt werten auch diese Autoren die Befunde vorsichtig als Hinweis auf einen Zusammenhang zwischen Kindheitstraumata und Schizophrenie, betonen aber auch eine Reihe methodischer Probleme, die die Möglichkeit, zuverlässige Schlussfolgerungen zu ziehen, einschränken.

Studien zum Zusammenhang von Trauma und Schizophrenie können vorsichtig als Hinweis auf einen Zusammenhang gewertet werden, aber die Studiendesigns sind vielfach methodisch angreifbar

Um die Probleme retrospektiver Untersuchungen zu umgehen, haben andere Forschergruppen Untersuchungen zum korrelativen Zusammenhang zwischen Trauma und psychotischer Symptomatik in der Bevölkerung oder innerhalb großer Patientendatenbanken durchgeführt. In der größten bevölkerungsrepräsentativen Umfrage zu dem Thema befragten Scott et al. (2007) über 10.000 Personen zu wahnhaften Vorstellungen, verschiedenen Traumata und Symptomen einer Posttraumatischen Belastungsstörung (PTBS). Sie fanden, dass Traumata ohne die nachfolgende Entwicklung einer PTSD mit einem erhöhten Risiko für die Entwicklung von Wahnsymptomen einhergingen (relatives Risiko = 2.7, KI 2.2–3.3). Die zusätzliche Diagnose von PTSD erhöhte das Risiko für Wahnsymptome noch weiter (relatives Risiko = 9.2, KI 7.0–12.3). Des weiteren fand diese – wie auch andere Studien – einen signifikanten „Dose-response-Effekt“: mehr traumatische Erfahrungen gingen mit stärker ausgeprägter Symptomatik einher. Wiederum andere Studien liefern Hinweise darauf, dass Angst, Drogenmissbrauch (Ross, Freeman, Dunn & Garety, 2011) oder Stresssensitivität (Glaser, van Os, Piet, Portegijs & Myin-Germeys, 2006) den Zusammenhang zwischen Trauma und psychotischer Symptomatik moderieren.

2.4.3 Alltagsstressoren

Verschiedene Befunde legen die Vermutung nahe, dass auch chronische und Alltagsstressoren zu Ausbruch oder Exazerbation psychotischer Symptome beitragen könnten (Horan et al., 2005; Norman & Malla, 1993). Besonders eindeutige Nachweise liegen für die Stressoren Migration und städtische Ballung vor. In einer Meta-Analyse von 40 Studien, die zwischen 1977 und 2003 durchgeführt wurden fanden Cantor-Graae und Selten (2005) unter Migranten der ersten Generation ein gewichtetes relatives Risiko von 2.7 (KI 2.3–3.2). Ähnlich hoch erwies sich das Risiko aber auch für Migranten der zweiten Generation, welches in sieben Studien untersucht wurde (Relatives Risiko = 4.5 (KI 1.5–13.1)). Für Migranten aus Entwickungsländern war das Schizophrenie-Risiko größer als für Migranten aus entwickelten Ländern. Prospektive Studien liefern zudem Hinweise darauf, dass reale Diskriminierungserfahrung einen Einfluss auf die Entwicklung paranoider Ideen haben könnte (Janssen et al., 2003).

Auch chronische und Alltagsstressoren können zu Ausbruch oder Exazerbation psychotischer Symptome beitragen

Migranten haben ein höheres Schizophrenierisiko, insbesondere Migranten aus Entwicklungsländerm

In großangelegten Populationsstudien finden sich deutliche Hinweise, dass städtische Ballung ein zusätzlicher Risikofaktor für Schizophrenie sein könnte. Krabbendam und Van Os (2005) werteten die Effekte von 10 Studien aus, die die Prävalenzen von Schizophrenie in urbanen und ländlichen Gegenden verglichen. Die Integration der Effektstärken ergab ein Odds Ratio von 1.7 (KI 1.5–1.9). Die Rate von Schizophrenie in urbanen Gegenden ist fast doppelt so hoch wie in ländlichen Gegenden und zwar unabhängig von möglichen konfundierenden Variablen, wie Alter, Geschlecht, Ethnizität, Drogenkonsum, sozioökonomischer Status und Geburtssaison. In einer Analyse von Registerdaten von über 350.000 jungen Männern in Israel fanden Weiser et al. (2007) eine Interaktion zwischen der Populationsdichte und schlechterem prämorbidem Funktionsniveau. In der Gruppe mit schlechterem prämorbiden Funktionsniveau (vulnerable Gruppe) war der Einfluss der Populationsdichte neunmal so hoch wie in der nicht-vulnerablen Gruppe. Dies deutet, ganz im Sinne der Vulnerabilitäts-Stress-Modelle (siehe Abschnitt 3.8.) darauf hin, dass städtische Ballung möglicherweise ein Risikofaktor ist, der sich auf vulnerable Personen stärker auswirkt.

Die Rate von Schizophrenie in urbanen Gegenden ist fast doppelt so hoch wie die Rate in ländlichen Gegenden

Die Bedeutung alltäglicher und insbesondere sozialer Stressoren für die Entwicklung psychotischer Symptome kommt auch in der Expressed Emotion (EE)-Forschung zum Ausdruck. Expressed Emotion bezeichnet einen von Kritik, Feindseligkeit oder Überfürsorglichkeit geprägten Kommunikationsstil, der mit einem erhöhten Stressgefühl bei Personen mit Schizophrenie einhergeht (Cutting, Aakre & Docherty, 2006) und recht konsistent mit einer ungünstigeren Rückfallprognose bei Schizophrenie assoziiert ist (Butzlaff & Hooley, 1998).

Ein ungünstiger familiärer Kommunikationsstil ist mit einer ungünstigeren Rückfallprognose bei Schizophrenie assoziiert

2.4.4 Der Einfluss von Stress-Sensitivität

In den bisherigen Ausführungen zum Einfluss belastender Umgebungsfaktoren ist bereits angeklungen, dass es wichtig ist, bei der Untersuchung des Zusammenhanges zwischen Stressoren und Symptomen auch die Bewertung des Stressors bzw. die Interaktion zwischen Vulnerablität und Stressor zu untersuchen. Die von Myin-Germeys in die Forschung zu Stress und Psychose eingeführte Experience-Sampling-Methode (ESM) ermöglicht aufschlussreiche Untersuchungen des Zusammenhangs zwischen alltäglichen Stressoren, Bewertungen, Emotionen und psychotischen Symptomen. In einer ersten Studie (Myin-Germeys, Van Os, Schwartz, Stone & Delespaul, 2001) wurden Personen mit psychotischen Störungen, ihre Verwandten sowie gesunde Kontrollprobanden aufgefordert, an aufeinanderfolgenden Tagen mehrmals täglich auf ein Signal hin ihre aktuelle Situation und Stimmung zu protokollieren. Die Patienten berichteten mehr stress-auslösende Ereignisse, vor allem im Zusammenhang mit sozialen Interaktionen. Eine Zunahme an Stress war in allen Gruppen mit einer Zunahme von negativem Affekt assoziiert. Dieser Zusammenhang war aber in der Patientengruppe am deutlichsten. In einer weiteren Studie ging die Zunahme von Stress mit der Zunahme der Intensität subtiler psychotischer Erfahrungen einher (Myin-Germeys, Delespaul & Van Os, 2005). Die Autoren folgern, dass Stress-Sensitivität ein Vulnerabilitätsmarker für Schizophrenie sein könnte.

Personen mit Schizophrenie reagieren auf Alltagsstressoren stärker mit einem Anstieg negativer Emotionen als Gesunde. Alltagsstress ist bei Personen mit Schizophrenie zudem mit einem Anstieg psychotischer Symptome assoziiert

Die Autoren gingen zudem der Frage nach, ob neuropsychologische Defizite, im Sinne der Vulnerabilitäts-Stress-Modelle (siehe Abschnitt 3.8.1) zu einer erhöhten Stresssensitivität beitragen. In einer weiteren ESM-Studie (Myin-Germeys, Krabbendam, Jolles, Delespaul & van Os, 2002) erfassten sie deshalb zusätzlich neuropsychologische Variablen in den Domänen episodisches Gedächtnis, semantisches Gedächtnis, semantische Wortflüssigkeit, Aufmerksamkeitsspanne und Geschwindigkeit in der Verarbeitung komplexer Information, fanden aber keine oder sogar entgegengesetzte Zusammenhänge zwischen den Testleistungen und Stresssensitivität. Die Gruppe mit der besten neuropsychologischen Testleistung zeigte den größten Anstieg von negativer und den größten Abfall in positiver Emotion als Reaktion auf die Stressoren. Die Autoren schlussfolgern zunächst, dass Stresssensitivität keine Folge kognitiver Leistungsdefizite ist (Myin-Germeys & van Os, 2007).

3 Neuropsychologisches Störungsmodell der Schizophrenie

3.1 Neuropsychologische Befunde

Neuropsychologische Störungen stellen ein häufiges und prominentes Merkmal schizophrener Störungen dar. Es gibt inzwischen Tausende von Untersuchungen zu verschiedenen Aspekten der kognitiven Leistungsfähigkeit schizophrener Patienten. Ein Überblick ist eigentlich nur noch durch Übersichtsarbeiten und Metaanalysen zu gewinnen. Trotz der großen Heterogeneität in den methodischen Zugängen der einzelnen Studien und in Art und Ausmaß kognitiver Defizite bei den untersuchten Patientenpopulationen zeichnen die existierenden Metaanalysen ein erstaunlich konsistentes Bild (Dickinson, Ramsey & Gold, 2007; Fioravanti, Carlone, Vitale, Cinti & Clare, 2005; Heinrichs & Zakzanis, 1998; Mesholam-Gately, Giuliano, Goff, Faraone & Seidman, 2009) (siehe beispielhaft Abbildung 1):

Die kognitiven Leistungen schizophren Erkranter liegen im Mittel ca. eine Standardabweichung unter denen von gesunden Probanden

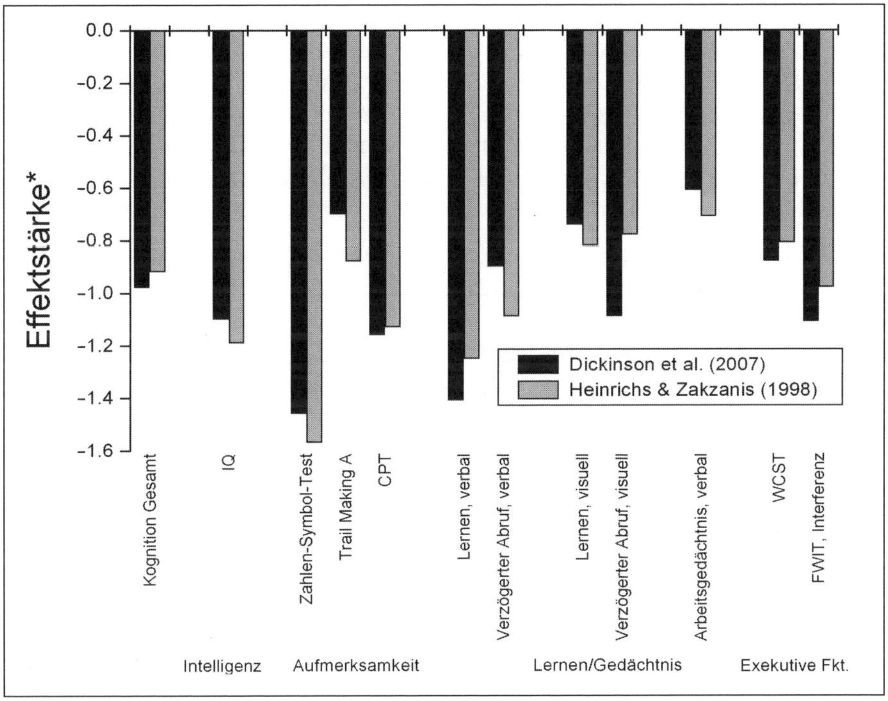

Abbildung 1:
Vergleichende Darstellung der mittleren Effektstärken (* standardisierte Mittelwertsdifferenz) in zentralen kognitiven Funktionsbereichen aus zwei Metaanalysen zu neuropsychologischen Störungen bei Schizophrenie. Abkürzungen: *IQ:* Intelligenzquotient, *CPT:* Continuous Performance Test, *WCST:* Wisconsin Card Sorting Test, *FWIT:* Farbe-Wort-Interferenztest

Über alle Funktionsbereiche und unterschiedlichen Messinstrumente hinweg liegen die Leistungen schizophren erkrankter Personen im Mittel etwa eine Standardabweichung unter der gesunder Kontrollpopulationen. Fraglich ist, ob vor dem Hintergrund global beeinträchtigter kognitiver Funktionen noch Bereiche identifiziert werden können, die selektiv schwerer beeinträchtigt sind. Diskutiert wird z. B., ob das verbale episodische Gedächtnis, exekutive Funktionen und die kognitive Verarbeitungs- bzw. Kodierungsgeschwindigkeit besonders betroffen sind. Etwa 20–25 % der Patienten mit Schizophre-

80 % der schizophren Erkrankten weisen kognitive Leistungsdefizite auf

nie weisen aber auch neurokognitive Leistungen im Normalbereich auf. Unklar ist, ob es sich bei dieser Subgruppe um kognitiv unbeeinträchtigte Personen handelt, oder ob bei diesen nicht doch eine Verschlechterung gegenüber einem eigentlich überdurchschnittlichen Ausgangs- oder Erwartungsniveau vorliegt. Zwillingsstudien legen eher letztere Interpretation nahe (Goldberg et al., 1995): unabhängig vom Niveau der kognitiven Leistungsfähigkeit, das natürlich auch durch andere, erkrankungsunabhängige Faktoren bestimmt wird, lagen die Leistungen des an Schizophrenie erkrankten Zwillings üblicherweise unter denen des gesunden Zwillings. Es ist also davon auszugehen, dass eine schizophrene Störung das durch genetische, familiäre und schulische Einflüsse „angelegte" Niveau der kognitiven Leistungsfähigkeit reduziert. So konnte in regressionsanalytischen Studien gezeigt werden, dass 98 % der Personen mit Schizophrenie (aber nur 48 % der gesunden Kontrollen) unter dem Niveau der Leistungsfähigkeit lagen, das aufgrund der mütterlichen Ausbildung und des geschätzten prämorbiden IQs vorhergesagt wurde (Keefe, Eesley & Poe, 2005) (siehe Abbildung 2):

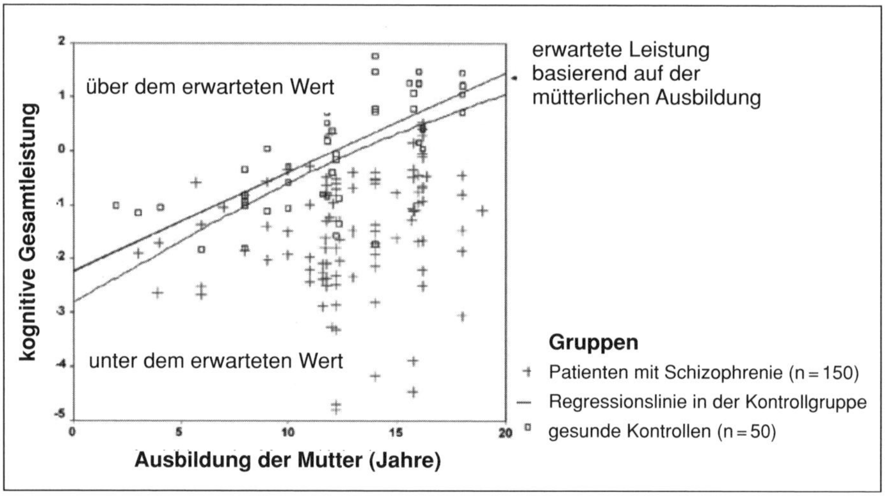

Abbildung 2:
Verhältnis von *aktueller* Leistungsfähigkeit und der auf Grundlage des mütterlichen Ausbildungsniveaus *vorhergesagten* Leistungsfähigkeit bei Personen mit Schizophrenie und Kontrollpersonen. Die Regressionsgerade beschreibt das Verhältnis von aktueller kognitiver Leistungsfähigkeit und mütterlichem Ausbildungsniveau in der Kontrollgruppe, die gebogene Kurve das 95 %ige Konfidenzintervall. Alle Personen, die unter der Regressionsgerade liegen, zeigen ein aktuelles kognitives Leistungsniveau, das nicht dem erwarteten Niveau entspricht.
Abbildung nach Keefe et al. (2005) (mit freundlicher Genehmigung von Elsevier)

Im Folgenden sollen neuropsychologische Befunde bei schizophrenen Störungen zunächst für die einzelnen kognitiven Funktionsbereiche dargestellt und dann in Beziehung zur psychopathologischen Symptomatik und zum Krankheitsverlauf gesetzt werden. Dabei bezieht sich die Mehrzahl der Studien auf standardisierte psychometrische Testverfahren, die auch in der klinischen Neuropsychologie eingesetzt wurden. Deren Vorteile liegen in ihrer Standardisierung, Normierung und internationalen Vergleichbarkeit. Ein Nachteil dieser meist recht komplexen Testverfahren ist jedoch: am Zustandekommen der Gesamtleistung sind verschiedene kognitive Basisfunktionen beteiligt, so dass Minderleistungen nichts darüber aussagen, welche Grundfunktion gestört ist. Daher ist es auch schwer möglich, auf der Basis der Leistungen in klinischen Testverfahren Näheres über die psychologischen oder neurobiologischen Mechanismen der Leistungsstörung zu erfahren. Einen anderen Zugang, der möglicherweise mehr Aussagen zur Ätiopathogenese ermöglicht, bieten die kognitiven Neurowissenschaften: gut definierte experimentelle Verfahren ermöglichen eine Dekomposition der Gesamtleistung in ihre psychologischen Subkomponenten und einen besseren Bezug zu neurophysiologischen Korrelaten. Der Nachteil liegt allerdings darin, dass ständige Änderungen an Parametern des experimentellen Vorgehens die Vergleichbarkeit erschweren und die ökologische Validität mindern.

Die folgende Darstellung orientiert sich an den kognitiven Domänen, in denen sich kognitive Schwierigkeiten von Personen mit schizophrenen Störungen immer wieder replizieren lassen (siehe z. B. Nuechterlein et al., 2004).

3.1.1 Wahrnehmung und präattentive Verarbeitung

Auf frühen Stufen der Reizverarbeitung sind bei Personen mit Schizophrenie sensorische und sensomotorische Filterprozesse verändert

Frühe Stufen der Wahrnehmung und Verarbeitung von Umweltreizen bedienen sich hochautomatisierter sensorischer Verarbeitungssysteme. Deren Untersuchung beim Menschen ist wegen ihrer Geschwindigkeit und nur bedingten Bewusstheit am besten mit elektrophysiologischen Methoden (Elektroenzephalogramm, EEG) möglich, vor allem mit evozierten (ereigniskorrelierten) elektrischen Potenzialen (EKP). Die elektrischen Potenziale, die in bestimmten zeitlichen Abständen zu einem akustisch oder visuell dargebotenen Reiz ausgelöst werden, können verschiedenen Stufen und Lokalisationen der Reizverarbeitung zugeordnet werden. Bei Personen mit Schizophrenie finden sich auf diesen frühen Stufen der Reizverarbeitung bereits Hinweise auf veränderte sensorische Filterprozesse (für einen Überblick siehe Sartory, 2007). Das zeigt sich zum Beispiel in der frühen positiven Komponente akustisch evozierter EEG-Signale, die 50 ms nach Reizbeginn messbar ist (P50). Die Amplitude dieses akustischen EKPs reduziert sich bei gesunden Personen, wenn der Reiz kurz hintereinander wiederholt dargeboten wird. Ein hoher Prozentsatz von Personen mit Schizophrenie und auch nicht-erkrankte Verwandten oder klinische Risikopopulationen weisen diese Hemmung der P50 nach wiederholter Reizdarbietung nicht mehr auf, was als Ausdruck einer Störung früher sensorischer Filter (sensory gating) verstanden wird.

Die normale Reduktion der EEG-Antwort (Hemmung der P50) auf wiederholte Reizdarbietung bleibt bei schizophren Erkrankten aus

Frühe sensomotorische Filterprozesse können auch mit elektromyographischen (EMG) Ableitungen der akustischen Schreckreaktion (Blinzeln der Augenlider nach einem lauten Ton) erfasst werden. Diese Blinzelkomponente des akustischen Schreckreflexes reduziert sich bei gesunden Personen, wenn kurz vorher bereits ein schwacher akustischer Reiz vernommen wurde, der selbst keine Schreckreaktion auslöst (Präpuls-Inhibition, PPI). Diese Verminderung (Inhibition) des Schreckreflexes durch einen schwächeren vorgeschalteten Reiz ist ein speziesübergreifendes Phänomen, das auch bei anderen Säugetieren auslösbar ist und in seinen neurobiologischen Mechanismen sehr gut beschrieben ist. Ein hoher Prozentsatz von Personen mit Schizophrenie (je nach Cut-off bis etwa 50 % der unmedizierten Patienten) weist eine deutlich verringerte PPI auf. Sie reagieren also auf den Schreckreiz fast so stark, als sei keine „Warnung" erfolgt. Dieses Merkmal scheint zeitlich sehr stabil, es ist bereits in klinischen Prodromalstadien sowie bei nicht-erkrankten Verwandten von Personen mit Schizophrenie nachweisbar und nur partiell von Erkrankungsstadium und Medikation beeinflusst.

Schizophren Erkrankte zeigen nicht die normale Verminderung des Schreckreflexes nach einem vorgeschalteten Reiz (PPI)

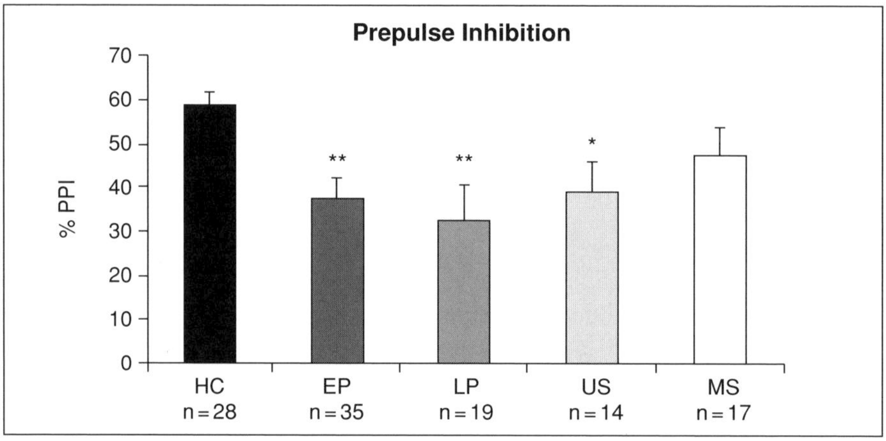

Abbildung 3:
Reduktion des akustischen Schreckreflexes (Präpuls-Inhibition, PPI) bei Personen mit psychosefernen Prodromen (EP), psychosenahen Prodromen (LP), unmedizierten ersterkrankten (US) und medizierten ersterkrankten Patienten (MS) mit Schizophrenie im Vergleich zu gesunden Kontrollpersonen (HC). Patienten, die im Prodromalstadium oder unmediziert waren, zeigten ein PPI-Defizit im Vergleich zu Gesunden (*$p < .05$, **$p < .01$). (Abbildung aus Quednow et al. (2008), mit freundlicher Genehmigung von Elsevier.)

Die verringerte PPI wird daher als genetisch vermittelter Vulnerabilitätsmarker (trait) für psychotische Erkrankungen und als ein möglicher Endophänotypus (siehe Abschnitt 2.1) der Erkrankung angesehen (Quednow, 2008). Da die PPI aber pharmakologisch beeinflussbar und zudem sehr reliabel messbar ist, gilt sie auch als Ansatzpunkt für die Wirksamkeitsprüfung von antipsychotischen Substanzen. Unklar ist noch der Bezug zur Ausprägungsstärke akuter psychotischer Symptomatik und zu anderen neuropsychologischen Störungen.

Eine weitere EEG-Auffälligkeit bei Personen mit Schizophrenie betrifft die reduzierte elektrophysiologische Antwort auf abweichende Reize in einem s. g. Oddball-Paradigma. Gesunde Versuchspersonen zeigen auf abweichende oder fehlende Reize in einer Folge gleichartiger Stimuli (z. B. Ton anderer Tonhöhe oder anderer Tonlänge in einer Folge gleicher Töne) eine typische Negativierung des EEG-Signals (mismatch negativity, MMN). Diese Negativierung wird als Korrelat automatischer Vergleichsprozesse mit gespeicherten *erwarteten* Reizverläufen verstanden (Gedächtnisabgleich). Die MMN-Amplitude fällt bei Personen mit chronischer Schizophrenie unabhängig von der Symptomstärke und dem Medikationsstatus deutlich geringer aus (siehe mittlere ES (d) = 0.99, KI 0.79–1.29, in Metaanalyse von Umbricht & Krljes, 2005). Allerdings scheint diese Auffälligkeit in der automatischen auditorischen Verarbeitung eher Folge als Ursache der Erkrankung zu sein: bei Personen mit erstmaliger Manifestation einer Psychose und bei nicht-erkrankten Verwandten wurden häufig unauffällige Amplituden der MNN gefunden (siehe z. B. Magno et al., 2008).

Die für Gesunde typische Negativierung des EEG-Signals bei ungewöhnlichen Reizen (MMN) ist bei schizophren Erkrankten reduziert

Schizophrenie als Filterstörung

Die störungsspezifischen Veränderungen präattentiver Prozesse bei Personen mit Schizophrenie und bei Risikopopulationen, insbesondere die Hinweise auf beeinträchtigte sensorische (P50) und sensomotorische (PPI) Filterleistungen tragen zum Modell der Schizophrenie als Filterstörung bei. Zumindest ein Teil der Vulnerabilität für psychotisches Erleben kann nach diesem Modell als Ergebnis sensorischer Reizüberflutung verstanden werden (Nuechterlein, Dawson & Green, 1994).

3.1.2 Kognitive Verarbeitungsgeschwindigkeit und Aufmerksamkeit

Defizite in der Aufrechterhaltung und Zuwendung der Aufmerksamkeit sind bei Personen mit Schizophrenie sowohl klinisch als auch psychometrisch und experimentell immer wieder beschrieben worden. Sie sind bei Risikopopulationen bereits im Kindesalter nachweisbar und tragen mit zur speziellen Vulnerabilität für die Entwicklung einer Psychose bei (Erlenmeyer-Kimling et al., 2000). Allerdings ist Aufmerksamkeit ein so breit konzeptualisiertes Phänomen, dass nahezu jede kognitive Leistung auch als Ausdruck von Aufmerksamkeitsfunktionen betrachtet werden kann. Im engeren Sinne soll nachfolgend vor allem auf die Aspekte

- kognitive Verarbeitungsgeschwindigkeit,
- Aufrechterhaltung der Aufmerksamkeit und
- selektive Aufmerksamkeit

eingegangen werden, die bei der Schizophrenie eine besondere Rolle zu spielen scheinen.

3.1.2.1 Verarbeitungsgeschwindigkeit

Die psychomotorische Verarbeitungsgeschwindigkeit ist bei schizophren Erkrankten deutlich reduziert

Bei den meisten schizophrenen Patienten ist die kognitive Verarbeitungsgeschwindigkeit herabgesetzt. Das zeigt sich an reduzierten Testleistungen in Standardtests, die relativ automatisierte Kodierungs- und Reaktionsanforderungen stellen, wie z. B. im *Zahlen-Symbol-Test* aus dem Wechsler-Intelligenztest (WIE von Aster, Neubauer & Horn, 2006), im Trail Making, Teil A (Reitan, 1992) oder der Bedingung *Farbwortlesen* aus dem Farbe-Wort-Interferenztest (Bäumler, 1985). Am deutlichsten von allen Testverfahren, mit denen die psychomotorische Verarbeitungsgeschwindigkeit typischerweise erfasst werden kann, wird das Leistungsdefizit im *Zahlen-Symbol-Test* (HAWIE bzw. WIE). Hier zeigen schizophrene Patienten über viele Studien hinweg deutliche Beeinträchtigungen (ES (g) = 1.57, KI –1.66 bis –1.48) (Dickinson et al., 2007). Der Test erfordert die schnelle Koordination von einem Set basaler Operationen (Arbeitsgedächtnis, psychomotorische Geschwindigkeit, Scanning). Wahrscheinlich ist es genau dieser komplexe Koordinationseffekt, der den Test zu einem „Marker" kognitiver Vulnerabilität bei Schizophrenen macht. Die Kodierungsleistung im *Zahlen-Symboltest* differenziert sowohl zwischen an Schizophrenie erkrankten Personen und Gesunden als auch zwischen Verwandten schizophrener Patienten (Risikopopulation) und Gesunden als auch zwischen Geschwistern schizophrener Patienten, die entweder Schizophrenie entwickelten oder gesund blieben (siehe z. B. Niendam et al., 2003). Das abgestufte Risiko, das bei verschiedenen Risikopopulationen für Schizophrenie vorliegt, scheint also mit den Testleistungen assoziiert. Das Leistungsdefizit im *Zahlen-Symbol-Test* ist realtiv stabil über verschiedene Erkrankungsphasen nachweisbar und kaum von der Medikation beeinflusst (trait marker). In Bildgebungsstudien zeigten sich Leistungsdefizite im *Zahlen-Symbol-Test* mit bilateralen präfrontalen und temporalen Volumenminderungen der grauen Substanz assoziiert (Sanfilipo et al., 2002).

Reduzierte Leistung im Zahlen-Symbol-Test ist ein stabiler Vulnerabilitätsmarker für Schizophrenie

3.1.2.2 Daueraufmerksamkeit/Vigilanz

Längerfristige Aufmerksamkeitszuwendung erfordert die Fähigkeit zur Aufrechterhaltung eines Wachheitszustandes, in dem rasche und korrekte Verhaltensantworten auf unvorhersehbare, selten auftretende oder schwellennahe Zielreize erfolgen können (Vigilanz). Bei der Untersuchung von Vigilanzleistungen sind zwei Phänomene von grundsätzlicher Bedeutung:

das Vigilanzniveau (engl. level of vigilance), als globales Charakteristikum der Daueraufmerksamkeitsleistung und das Vigilanzdekrement, das die Zunahme von Fehlern über die Zeit kennzeichnet. In der Schizophrenieforschung sind Vigilanzleistungen vor allem mit verschiedenen Varianten des Continuous Performance Tests (CPT) untersucht worden, der als *das* experimentelle Standardparadigma der Vigilanzprüfung bei Schizophrenie gelten kann. Je nach Art der verwendeten Stimuli und Dauer der Bearbeitung unterscheidet sich der Schwierigkeitsgrad der Aufgaben erheblich. Häufig verwendete Varianten des CPT sind:

Die Vigilanzleistung kann mit Varianten des Continuous Performance Tests gemessen werden

- Reizdegradierter CPT (degraded stimulus CPT, ds-CPT): Die Aufgabe besteht darin, auf eine Abfolge der Ziffern 0 bis 9 nur bei Erscheinen der Ziffer 0 zu reagieren (siehe z. B. Abbildung 4). Die Stimuli sind aber durch Pixelinversion sehr verschwommen und daher schwer diskriminierbar. Auch bei gesunden Personen ist hier bereits nach wenigen Minuten ein Rückgang der perzeptuellen Sensitivität (Zunahme von Fehlern) zu beobachten.
- AX-Version (AX-CPT): Probanden sollen nur drücken, wenn ein X auf ein A folgt.
- Identical pairs-Version: Hier sollen die Probanden nur reagieren, wenn zwei identische Stimuli nacheinander auftreten.

CPT-Varianten mit hohen Arbeitsgedächtnis und exekutiven Anforderungen (AX und identical pairs-CPT) erfassen zudem zusätzlich die ebenfalls gestörten Arbeitsgedächtnisleistungen schizophrener Patienten.

Eine Vielzahl von Untersuchungen hat bei schizophrenen Patienten in verschiedenen Erkrankungsstadien und bei Hochrisikopopulationen eine schlechtere Gesamtleistung in Vigilanztestungen mit dem CPT festgestellt. Aktuelle Metaanalysen zeigen im Mittel ein moderates Defizit über verschiedene computergestützte CPT-Varianten bei ersterkrankten Schizophreniepatienten (standardisierte ES = –0.71, KI –0.87 bis –0.55) (Mesholam-Gately et al., 2009) und ein moderates bis schweres Defizit bei Schizophrenen in verschiedenen Erkrankungsstadien (standardisierte ES ds-CPT: –0.66 (KI –0.98 bis –0.35), identical pairs CPT: –0.86 (KI –1.13 bis –0.58), AX-CPT: –1.13 (KI –1.83 bis –0.42)) (Dickinson et al., 2007, S. 535). Häufig wurde dabei nur ein Gesamtparameter über den gesamten Test untersucht (Sensitivitätsniveau) und nicht die Veränderung der Testleistung über die Zeit (Vigilanzdekrement, Sensitivitätsabfall), der eigentliche Vigilanzindikator.

Personen mit Schizophrenie zeigen über verschiedene Erkrankungsstadien hinweg moderate bis deutliche Vigilanzminderungen

Die Vigilanzleistungen von Patienten mit Schizophrenie und ihren Angehörigen bei CPT-Varianten mit degradierten Stimuli haben sich als zeitlich sehr stabil erwiesen. Sie scheinen von Erkrankungsstadien wenig beeinflusst und stellen daher am ehesten einen Indikator für überdauernde kognitive Vulnerabilität (trait) dar. Die Leistung schizophrener Erkrankter in Varianten mit höherer Arbeitsgedächtnisbelastung (AX, indentical pairs) ist im akuten Erkrankungszustand schlechter und bessert sich mit der Remis-

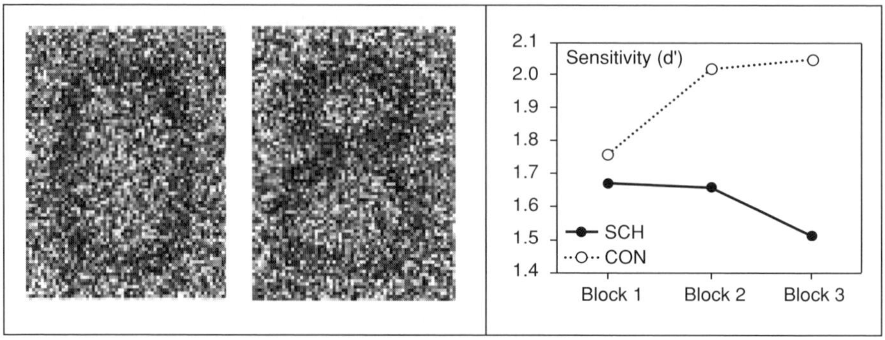

Abbildung 4:
Beispiele für degradierte Stimuli aus der Münchner Variante des ds-CPT und Abfall der Entdeckungssensitivität über die Zeit bei Personen mit Schizophrenie (SCH) gegenüber gesunden Kontrollen (CON) (aus Mass, Wolf, Wagner & Haasen, 2000, S. 27)

sion, spiegelt also zusätzlich die kognitiven Veränderungen wider, die rund um den Ausbruch der akuten Psychose eintreten (Nuechterlein et al., 1994).

Zusammenfassend kann festgestellt werden, dass Patienten mit Schizophrenie und Risikopersonen eine reduzierte Entdeckungsleistung bei Vigilanzaufgaben zeigen, insbesondere wenn anspruchsvolle Varianten verwendet werden, die eine hohe perzeptuelle oder Arbeitsgedächtnisbelastung mit sich bringen. Diese CPT-Varianten stellen einen sensitiven Indikator für Aufmerksamkeitsstörungen dar. Allerdings bleibt durch die Konstruktion der Tests unklar, worin genau das kognitive Defizit besteht: einer generell gesenkten Reizentdeckungsrate bei perzeptueller Belastung, einer reduzierten Arbeitsgedächtnisleistung, einer reduzierten exekutiven Leistung zur Reaktionsunterdrückung oder wirklich einem Abfall der Reizentdeckungsleistung über die Zeit? Nur letzteres wäre ein Vigilanzdefizit i. e. S.

3.1.2.3 Selektive Aufmerksamkeit

Personen mit Schizophrenie haben größere Schwierigkeiten bei der aufgabenbezogenen, exekutiven Kontrolle der selektiven Aufmerksamkeit

Selektive Aufmerksamkeit ist sowohl nötig, um unter konkurrierenden Stimuli die geeigneten auszuwählen (selection of input, z. B. bei visuellen Suchaufgaben), aber auch um aufgabenbezogen einer Auswahl unter verschiedenen möglichen Verarbeitungsprozessen oder Reaktionen zu steuern (rule selection, z. B. die Druckfarbe in der Interferenzbedingung des Farbe-Wort-Interferenz (STROOP)-Tests benennen oder in die entgegengesetzte Richtung schauen bei einer Antisakkaden-Aufgabe). Letzterer Aspekt der selektiven Aufmerksamkeit umfasst stärker exekutive (top-down) Kontrollprozesse und ist an die Funktionsfähigkeit präfrontaler Hirnstrukturen gekoppelt. Dagegen sind Selektionsprozesse unter konkurrierenden Stimuli, insbesondere wenn diese sehr saliente sensorische Merkmale (z. B. Form, Farbe) aufweisen, stärker von posterioren, parietalen Hirnregionen gesteuert (Posner & Petersen, 1990). Bei beiden Arten selektiver Aufmerksamkeitszuwendung scheinen Patienten mit Schizophrenie deutlichere Schwierigkeiten dann zu haben, wenn sie aktiv und aufgabenbezogen eine interne Kontrolle über Selektionsprozesse bei der Reizaufnahme oder Reaktionsauswahl ausüben sowie aufgabenirrelevante Stimuli und Reaktionen unterdrücken müssen. Es scheint also vor allem die interne Repräsentation des Aufmerksamkeitsfokus und die exekutive Kontrolle der selektiven Aufmerksamkeitszuwendung beeinträchtigt (Luck & Gold, 2008)

Aufmerksamkeitsstörungen sind ein stabiles kognitives Merkmal der Schizophrenie

Im Aufmerksamkeitsbereich finden sich Leistungsbeeinträchtigungen bei Personen mit Schizophrenie vor allem durch eine reduzierte Verarbeitungsgeschwindigkeit, verringerte Vigilanz unter komplexen Reizbedingungen und Schwierigkeiten bei der aufgabenbezogenen Kontrolle von Selektionsprozessen während der Reizaufnahme oder Reaktionsauswahl. Aufmerksamkeitsstörungen sind bei Personen mit erhöhtem Psychoserisiko bereits lange vor Ausbruch von manifesten psychotischen Symptomen nachweisbar und bleiben auch in symptomfreien Intervallen zwischen Erkrankungsphasen bestehen.

3.1.3 Allgemeine intellektuelle Leistungsfähigkeit

Untersuchungen zum prämorbiden intellektuellen Leistungsniveau zeigen, dass Individuen, die später eine schizophrene Erkrankung entwickeln, bereits vor Erkrankungsbeginn einen niedrigeren IQ als die Durchschnittsbevölkerung aufweisen. Angaben zum prämorbiden IQ stammen z. B. aus Geburtskohortenstudien oder Reihenuntersuchungen vor Wehrdienstantritt, wie sie in manchen Ländern üblich sind. Die Abweichung der Testleistung in einem standardisierten Intelligenztest beträgt vor der Erkrankung durchschnittlich eine halbe Standardabweichung (Woodberry, Giuliano & Seidman, 2008). Dieser etwas geringere Durchschnitts-IQ ist bereits im Kindesalter feststellbar und scheint sich dann im Verlauf der nächsten Jahre bis zum Ausbruch der Erkrankung nicht weiter zu verschlechtern. Zum Zeitpunkt der Erstmanifestation einer schizophrenen Psychose ist allerdings eine weitere Verschlechterung gegenüber Kontrollpopulationen feststellbar, so dass die Abweichung vom mittleren Niveau vergleichbarer gesunder Menschen jetzt bereits ca. eine Standardabweichung beträgt (Mesholam-Gately et al., 2009). Dieser Abstand bleibt dann im weiteren Erkrankungsverlauf bestehen (Dickinson et al., 2007; Fioravanti et al., 2005; Heinrichs & Zakzanis, 1998) (siehe Abbildung 5). Die Stabilität der intellektuellen Beeinträchtigungen vom erstmaligen Auftreten einer Psychose bis ca. 10 Jahre später zeigt, dass sie großteils nicht auf Medikation oder Erkrankungsdauer zurückführbar sind.

Personen, die später eine Psychose entwickeln, weisen bereits im Kindes- und Jugendalter einen etwas geringeren IQ auf als psychisch gesunde Personen

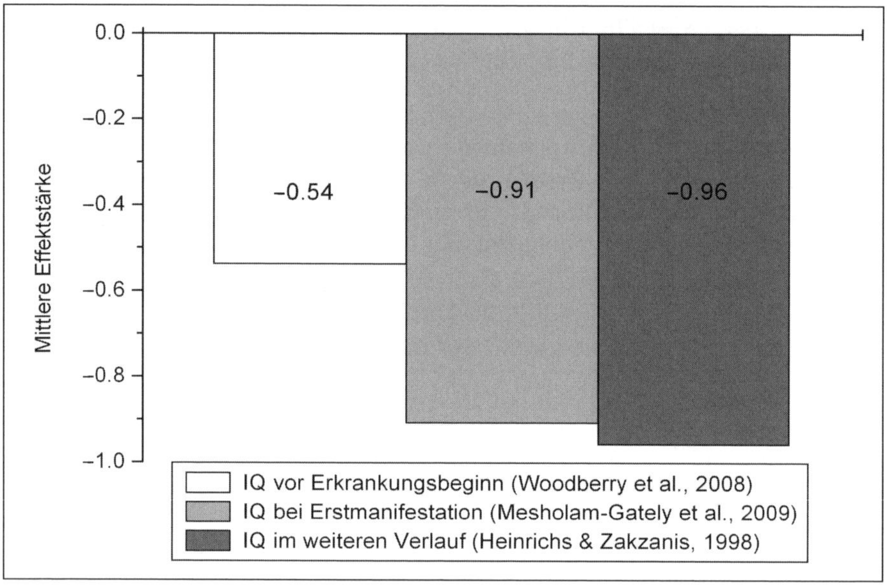

Abbildung 5:
Vergleich der mittleren Effektstärken aus verschiedenen Metaanalysen zur intellektuellen Leistungsfähigkeit schizophren Erkrankter im Erkrankungsverlauf (nach Mesholam-Gately et al., 2009, S. 330)

Prämorbid und zum Zeitpunkt der ersten psychotischen Erkrankung lassen sich keine Unterschiede zwischen dem Handlungs- und Verbal-IQ feststellen, beide Leistungsbereiche sind prämorbid moderat (ES ca. –0.5) und ab Erkrankungsbeginn stark beeinträchtigt (ES ca. –1.0). Das schließt differenzielle Beeinträchtigungen bei einzelnen Patienten nicht aus: Es scheint unter den Patienten solche geben, die stärker verbal und solche die stärker nonverbal beeinträchtigt sind, aber auf Gruppenebene sind verbale Fähigkeiten (z. B. Wechsler-Untertests *Gemeinsamkeitenfinden* oder *Wortschatz*) und non-verbale Fähigkeiten (z. B. *Mosaiktest*) gleichermaßen betroffen.

Häufig scheinen männliche Patienten, die in chronischen Erkrankungsphasen in klinischen Einrichtungen untersucht werden, stärkere kognitive Defizite aufzuweisen als weibliche Patienten. Die metaanalytischen Zusammenfassungen von prämorbiden Untersuchungen (Woodberry et al., 2008) und solchen zum Zeitpunkt der Erstmanifestation (Mesholam-Gately et al., 2009) bestätigen diesen Eindruck jedoch nicht: Prämorbid und beim ersten Ausbruch der Erkrankung sind die intellektuellen Leistungen von jungen Männern und jungen Frauen, die eine Schizophrenie entwickeln, im gleichen Ausmaß gegenüber gesunden Geschlechtsgenossen beeinträchtigt. Stärkere kognitive Beeinträchtigungen bei männlichen Patienten in späteren Erkrankungsphasen könnten möglicherweise auf die häufig ungünstigeren klinischen Verläufe bei Männern zurückführbar sein (siehe Abschnitt 1.5)

Geringere Intelligenz: frühes Krankheitssymptom oder unspezifischer Risikofaktor der Schizophrenie?

Über viele Untersuchungen hinweg liegen die mittleren Intelligenztestleistungen von Personen mit schizophrenen Störungen ca. eine Standardabweichung unter dem Populationsmittelwert. Trotz diese sehr stabilen Befundes ist unklar, ob diese geringere intellektuelle Leistungsfähigkeit a) bereits Ausdruck früh einsetzender erkrankungsspezifischer Prozesse ist oder b) zunächst mal einen unspezifischen Risikofaktor darstellt, der erst später mit krankheitsspezifischen pathogenetischen Prozessen interagiert.

Als Risikofaktor für eine psychische Störungen ist eine geringe Intelligenz nicht spezifisch für die Schizophrenie: In querschnittlichen Kohortenstudien finden sich bei Personen mit niedrigerem IQ neben psychotischen auch andere psychische Störungen gehäuft (David, Zammit, Lewis, Dalman & Allebeck, 2008). In der prospektiven Geburtskohortenstudie aus Neuseeland, die mehr als 1.000 zwischen 1972–73 geborene Personen im Alter von 7, 9, 11 und 32 Jahren untersuchte, fand sich eine Assoziation zwischen niedrigem IQ im Kindesalter und höherem Risiko für psychische Störungen im Erwachsenenalter neben psychotischen Störungen auch für affektive Störungen, Angststörungen und substanzassoziierte Störungen (Koenen et al., 2009). Eine geringe Intelligenz könnte also einerseits einen unspezifischen generellen Risikofaktor darstellen, der es erschwert, mit Stressoren im Leben umzugehen und somit das Risiko für psychische Störungen erhöht. Einschränkungen der intellektuellen Leistungsfähigkeit könnten jedoch auch ein phänomenologisch ähnlicher gemeinsamer Endpunkt *unterschiedlicher* pathogenetischer Prozesse bei verschiedenen psychischen Störungen sein.

3.1.4 Arbeitsgedächtnis

Bei der Untersuchung von Arbeitsgedächtnisgedächtnisleistungen kann zwischen Aufgaben unterschieden werden, die die reine Kapazität des Kurzzeitgedächtnisspeichers erfassen (sogenannte Spannenmaße) und solchen, die zusätzlich die Manipulation von Informationen im Kurzzeitspeicher erfordern (z. B. Umkehr der Reihenfolge, Vergleich mit vorangehenden Items etc.). Dem wohl bekanntesten Arbeitsgedächtnismodell der kognitiven Psychologie von Baddeley (1986; 2003) folgend, erfassen Spannenmaße (wie Zahlen- oder Blockspanne, vorwärts) eher die Integrität der modalitätsabhängigen Subsysteme (phonologische Schleife und visuo-räumlicher Skizzenblock), während zusätzliche Manipulationen exekutive Steuerungsprozesse (zentrale Exekutive) oder modalitätsübergreifende integrative Prozesse (episodischer Speicher) ansprechen. Über

Die Kurzzeitgedächtnisspanne ist bei Personen mit Schizophrenie reduziert

verschiedene Arten von Arbeitsgedächtnistests hinweg zeigen Personen mit Schizophrenie moderat bis deutlich beeinträchtigte Leistungen im Vergleich mit gesunden Kontrollen (siehe Metaanalysen von Forbes, Carrick, McIntosh & Lawrie, 2009; Lee & Park, 2005). Im Vergleich zum Langzeitgedächtnis (ES meist $d > 1$) scheint die Kapazität des Kurzzeitgedächtnisses, gemessen über reine Spannenmaße bei Patienten mit schizophrenen Störungen etwas weniger betroffen, aber doch signifikant schlechter zu sein als bei gesunden Probanden (Aleman, Hijmann, de Haan & Kahn, 1999; Dickinson et al., 2007; Heinrichs & Zakzanis, 1998). Arbeitsgedächtnisstörungen zeigen sich bei Personen mit Schizophrenie für alle vier Komponenten des Baddeley'schen Modells. Das Ausmaß von Arbeitsgedächtnisdefiziten ist nicht abhängig von der Modalität des zu behaltenden Materials (verbal-auditiv oder visuo-räumlich), wobei die Befunde für Störungen visuo-räumlicher Arbeitsgedächtnisleistungen etwas konsistenter ausfallen. Die Defizite scheinen auch nicht abhängig zu sein von der Zeitspanne (1–30 sec.), die das Material im Kurzzeitspeicher gehalten werden muß. Dieser Befund deutet darauf hin, dass bereits Prozesse ganz zu Beginn der Aufnahme in den Kurzzeitspeicher beeinträchtigt sein müssen (Lee & Park, 2005). Einzelne Untersuchungen konnten zeigen, dass Kurzzeitgedächtnisdefizite von Personen mit Schizophrenie sich reduzieren ließen, wenn die Targets länger präsentiert wurden oder gegenüber Distraktoren stärker hervorgehoben wurden (Erhöhung der Salienz), wenn also die sensorische Enkodierung und Formung einer initialen mentalen Repräsentation unterstützt wurden. Bei diesen ersten Schritten der Informationsaufnahme scheinen Personen mit Schizophrenie besondere Schwierigkeiten zu haben (Hartman, Steketee, Silva, Lanning & McCann, 2003).

Exekutive Komponenten des Arbeitsgedächtnis (Interferenzabwehr, Enkodierung) sind besonders betroffen

Einige Studien liefern Hinweise, dass Arbeitsgedächtnisdefizite bei schizophren Erkrankten verstärkt deutlich werden, wenn zusätzliche Anforderungen an die Manipulation der Inhalte des Kurzzeitspeichers gestellt werden (Forbes et al., 2009). Das trifft zum Beispiel zu, wenn die Anzahl der Items, die kurzfristig behalten werden sollen, über die Kurzzeitspanne (7 ± 2) hinausgehen („Supraspan“-Maße). Solche Aufgaben verlangen den verstärkten Einsatz von Enkodierungsstrategien (Chunking, Rehearsal etc.) und machen damit spezielle Probleme von schizophrenen Patienten bei der Enkodierung von Gedächtnisinhalten deutlich, die sich auch verstärkt im Langzeitgedächtnisbereich zeigen. Stärkere Defizite werden auch deutlich, wenn Inhalte und Prozesse des Kurzzeitspeichers gegen Interferenzen (Distraktion) abgeschirmt werden müssen, um eine bestimmte Aufgabenstellung zu erfüllen (Barch & Smith, 2008). Hier werden die Überlappungen zwischen Prozessen des Arbeitsgedächtnisses und exekutiven Leistungen, wie Aufrechterhaltung von Intentionen oder Interferenzabwehr, deutlich.

Die Tatsache, dass auch nichterkrankte Verwandte von Personen mit Schizophrenie sowie Hochrisikopopulationen vor der Erstmanifestation bereits Arbeitsgedächtniseinschränkungen, besonders bei komplexen, stärker exekutiven Leistungen, aufweisen, machen diese zu einem weiteren Kandidaten bei der Suche nach kognitiven Suszeptibilitätsmarkern oder kognitiven Endophänotypen der Schizophrenie (Horan et al., 2008).

Arbeitsgedächtnisstörungen bei Schizophrenie
Arbeitsgedächtnisstörungen bei der Schizophrenie treten modalitätsübergreifend auf. Beeinträchtigungen betreffen eher die Kapazität für eine korrekte initiale Enkodierung und für die Manipulation von Inhalten des Arbeitsgedächtnisses, weniger den reinen „Erhalt" (maintenance) der Informationen über eine kurze Zeitspanne.

3.1.5 Langzeitgedächtnis und Lernen

Vor dem Hintergrund von Defiziten in vielen kognitiven Bereichen bilden Gedächtnisdefizite bei schizophrenen Patienten einen Schwerpunkt der Beeinträchtigung (Aleman et al., 1999). Das Leistungsniveau bei Gedächtnisanforderungen liegt durchschnittliche 1,2 bis 1,5 Standardabweichungen unter dem gesunder Personen, ist also in einem Maße reduziert, das auch klinisch und alltagspraktisch bedeutsam ist. Heutige Modellvorstellungen der kognitiven Psychologie und der Neuropsychologie nehmen an, dass das Langzeitgedächtnis innerhalb verschiedener Speicher organisiert ist, die sich hinsichtlich der gespeicherten Inhalte und hinsichtlich der beteiligten Hirnareale unterscheiden (Squire, 1987; Tulving, 1984). Bei Personen mit Schizophrenie sind nicht alle Behaltensleistungen, die den verschiedenen Speichern zugeordnet werden können, gleichermaßen reduziert.

Neuropsychologische Gedächtnismodelle gehen von multiplen Gedächtnisspeichern aus

3.1.5.1 Deklaratives episodisches Langzeitgedächtnis

Die Mehrzahl von Untersuchungen zum deklarativen Gedächtnis bei schizophrenen Störungen untersucht Prozesse und Inhalte des *episodischen* Gedächtnisses. In diesem Gedächtnisbereich wurden regelmäßig die größten Beeinträchtigungen von schizophrenen Patienten festgestellt. So erwies sich in der Metaanalyse von Aleman et al. (1999) der freie Abruf von Inhalten aus dem Langzeitgedächtnis als am stärksten betroffen (ES d = 1,21). Etwas bessere Erinnerungsleistungen zeigen schizophren Erkrankte bei Vorgabe von Hinweisreizen (ES d = 0,78) oder bei Wiedererkennensaufgaben (ES d = 0,64), aber auch dann weicht ihre Leistung signifikant von der gesunder Vergleichspersonen ab (siehe Abbildung 6).

Die episodischen Gedächtnisschwierigkeiten schizophrener Patienten erstrecken sich auf unterschiedlichste Materialien und Aufgabentypen: sowohl beim Behalten von Wortlisten, Wortpaaren und kurzen Geschichten als auch beim Behalten von einfachen und komplexen Bildmotiven oder Bildpaaren liegen ihre Leistungen unter denen gesunder Kontrollprobanden.

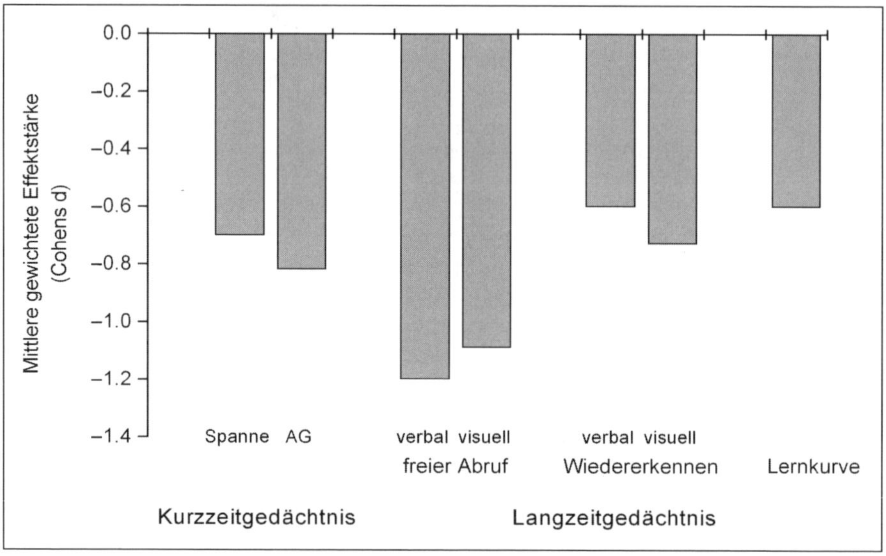

Abbildung 6:
Leistungen von schizophren Erkrankten im Vergleich zu gesunden Kontrollpersonenn in verschiedenen Gedächtnisüberprüfungen. AG: Arbeitsgedächtnis (Daten nach Metaanalyse von Aleman et al., 1999)

Schwierigkeiten schizophrener Patienten bei episodischen Gedächtnisanforderungen bilden den robustesten Befund der neuropsychologischen Schizophrenieforschung

Schwierigkeiten schizophrener Patienten bei *verbalen* Gedächtnisanforderungen bilden den robustesten Befund der neuropsychologischen Schizophrenieforschung. Die größte Schwierigkeit scheint dabei in der Generierung und Anwendung von semantischen Strategien bei der Enkodierung verbaler Inhalte zu liegen (Cirillo & Seidman, 2003).

Verglichen mit Untersuchungen zum verbalen Gedächtnis sind die Unterschiede zwischen Kontrollgruppen und schizophrenen Patienten bei *nonverbalem* Material zwar geringer, aber noch immer signifikant und klinisch bedeutsam (Metaanalyse von Heinrichs & Zakzanis (1998): ES d = 0,74, Metaanalyse von Aleman et al. (1999): ES d = 1,09). Unklar ist, ob diese Befunde tatsächlich bedeuten, dass Lern- und Gedächtnisleistungen für visuell-räumliche Materialien weniger beeinträchtigt sind als für verbale Inhalte oder ob sich hier nur Artefakte der Testkonstruktion (z. B. unterschiedliche Schwierigkeitsgrade) niederschlagen.

Personen mit Schizophrenie wenden spontan weniger semantische Enkodierungsstrategien an

Betrachtet man die verschiedenen Prozessstufen der Gedächtnisbildung (Enkodierung, Speicherung, Abruf), dann lassen sich die schlechteren Gedächtnisleistungen von Personen mit Schizophrenie vor allem mit Enkodierungsschwierigkeiten begründen. Verschiedene Untersuchungsergebnisse deuten auf unflexible und unzureichende Enkodierungsstrategien hin, durch die Gedächtniseinspeicherung and späterer -abruf erschwert werden. Personen mit Schizophrene wenden spontan weniger tiefe (semantische) Enkodierungsstrategien an, profitieren aber bei Vorgabe der Strategie in ähnlichem Maße davon wie gesunde Probanden. Ungenügende semantische Enkodierung wirkt sich dann natürlich auch auf die nachfolgenden Prozessschritte aus: Unzureichend semantisch elaborierte und eingebettete Gedächtnisinhalte sind auch dem gezielten Abruf weniger gut zugänglich.

Personen mit Schizophrenie speichern beim Lernen weniger Kontext- und Quelleninformationen ab

Neben der reduzierten Nutzung von semantischen Elaborationsstrategien beim Enkodieren von Gedächtnisinhalten, scheinen Personen mit Schizophrenie auch spezielle Schwierigkeiten zu haben, die Kontextinformationen, die mit einem episodischen Gedächtnisinhalt verknüpft sind (Ort, Zeit, Quelle eines Inhaltes), einzuspeichern und abzurufen. Die Gedächtnisspuren sind demnach fraktionierter und fehleranfälliger (siehe Waters, Maybery, Badcock & Michie, 2004 für einen Überblick und eine exemplarische Untersuchung). Diese angenommene Störung des Kontextgedächtnisses betrifft auch das Quellengedächtnis, also die Erinnerung daran, woher ein bestimmter Gedächtnisinhalt kommt. Hier haben schizophren Erkrankte z. B. Schwierigkeiten, sich nach dem Erlernen von Paarassoziationen (Wort- oder Objektpaare) zusätzlich zu erinnern, ob ein Zielwort oder -objekt selbst generiert oder vom Versuchsleiter vorgegeben wurde. Diesem Aspekt der Gedächtnisstörung wird eine besondere Relevanz für die Erklärung psychotischer Symptome (speziell Halluzinationen) beigemessen: Möglicherweise erleben Personen mit Schizophrenie Produkte ihrer eigenen geistigen Tätigkeit, z. B. eigene Erinnerungen, Ideen, Vorstellungen, deshalb als von außen gemacht und eingegeben, weil sie bei der Ausbildung von Gedächtnisspuren die Informationsquelle nicht mitspeichern.

Die verringerte Kapazität des Kurzzeitgedächtnisspeichers und des Arbeitsgedächtnisses (siehe Abschnitt 3.1.4) trägt eventuell mit dazu bei, dass weniger Ressourcen für elaborierte Enkodierung und für die Mitspeicherung von Kontextinformationen eingesetzt werden können.

3.1.5.2 Semantisches Langzeitgedächtnis

Das semantische Lexikon ist bei Personen mit Schizophrenie im Vergleich zu Gesunden reduziert und schlechter organisiert

Personen mit schizophrenen Störungen sind bei einer Vielzahl von Aufgaben beeinträchtigt, die einen Zugriff auf das *semantische* Gedächtnis verlangen oder den Umfang semantischer Speicher abbilden (für einen Überblick siehe Rossell & David, 2006). Zur standardisierten Untersuchung des semantischen Gedächtnisspeichers eignen sich z. B. Wissenstest, Wortschatztests, Wortproduktionsaufgaben (lexikalische und semantische verbale Flüssigkeit, Synonyme) sowie Kategorisierungsaufgaben, die abstrahierte semantische Wissensbestände prüfen. Da solche Aufgaben häufig auch Bestandteil von Intelligenztests sind (z. B. WIE oder IST-2000-R), besteht hier eine konzeptuelle Überlappung. Experimentelle Prozeduren (z. B. Effekte von Häufigkeit, Hinweisreizen, Priming etc.) gestatten zusätzlich eine Unterscheidung von Speicher- versus Abrufschwierigkeiten. Diesen experimentellen Untersuchungen zufolge liegen die semantischen Verarbeitungsprobleme bereits auf der Ebene des Umfangs und der Organisation des semantischen Speichers und sind relativ unabhängig vom jeweiligen Zugriffsweg oder -zeitpunkt, sie können also eher als ein Speicherproblem definiert werden. Das semantische Lexikon scheint bei Personen mit Schizophrenie im Vergleich zu Gesunden reduziert zu sein und logische Bezüge zwischen Inhalten sind häufig schwächer und undifferenzierter. Dadurch erfolgt die Aktivierung von Inhalten auf unterschiedlichen Zugriffswegen (z. B. durch Bilder, Wörter oder Beschreibungen) langsamer und fehlerhafter. Es kann auch leichter zu einer Aktivierung von inhaltlich eigentlich entfernten Konzepten kommen, was sich im psychopathologischen Befund als Assoziationslockerung darstellt.

3.1.5.3 Autobiographisches Gedächtnis

Personen mit Schizophrenie erinnern häufig weniger persönliche Erlebnisse und Fakten als Gesunde

Das autobiographische Gedächtnis beinhaltet persönliche Erinnerungen, die sowohl dem episodischen Gedächtnis zugerechnet werden können (konkrete, zeitlich- örtlich definierte persönliche Erlebnisse) als auch semantisches Faktenwissen über die eigene Person (z. B. das Hochzeitsdatum). Patienten, die an Schizophrenie erkrankt sind, können insgesamt weniger persönliche Erlebnisse und Fakten erinnern. Vor die Aufgabe gestellt, konkrete persönliche Erlebnisse zu erinnern, berichten sie häufiger nur sehr allgemeine, wenig spezifische Erlebnisse (over-general memory effect) (Wood, Brewin & McLeod, 2006). Die Reduktion von Menge und Konkretheit autobiographischer Erinnerungen könnte mitverantwortlich sein für die interpersonellen Probleme schizophrener Patienten und für die Entwicklung von wahnhaften Interpretationen der Motive und des Verhaltens anderer Personen. Denn autobiographische Erinnerungen sind nicht nur die Voraussetzung für ein stabiles Gefühl persönlicher Identität. Sie bilden auch einen Erfahrungshintergrund, der uns hilft, Motive, Gefühle und Verhalten anderer Menschen zu verstehen und interpersonelle Probleme zu lösen (Theory of Mind, ToM) (Mehl, Rief, Mink, Lüllmann & Lincoln, 2010).

Gedächtnisstörungen bei der Schizophrenie

Defizite im deklarativen Lern-und Gedächtnisbereich stellen ein überdauerndes kognitives Merkmal der Schizophrenie dar, das von Erkrankungsphasen und-dauer weitgehend unabhängig ist. Gedächtnisdefizite werden bereits im Prodromalstadium einer Psychose deutlich und sind in leichterer Form auch bei nicht-erkrankten Verwandten schizophrener Patienten nachweisbar. Schwierigkeiten mit episodischen verbalen Gedächtnisanforderungen sind das konsistenteste und deutlichste kognitive Merkmal schizophrener Störungen.

3.1.5.4 Implizites Lernen und Gedächtnis

Ein Großteil unserer im Alltag erworbenen Erfahrungen und Fertigkeiten wird ohne explizite Lernabsicht, also implizit oder prozedural erworben. Die zahlreichen Studien zu Gedächtnisleistungen bei Personen mit Schizophrenie beziehen sich jedoch meist nur auf intentionale, also explizite Lern- und Gedächtnisleistungen. Dagegen sind implizite Lern- und Gedächtnisprozesse bisher weit weniger ausführlich untersucht und charakterisiert worden. Erste Untersuchungen mit impliziten Lernparadigmen bei schizophren Erkrankten hatten zu der Hypothese geführt, dass ähnlich wie bei organisch bedingten Amnesien eine Dissoziation expliziter und impliziter Behaltensleistungen vorliegt, also implizite Lernprozesse trotz deutlich reduzierter expliziter Lern- und Gedächtnisleistungen unbeeinträchtigt funktionieren. Inzwischen haben weitere Untersuchungen hier ein differenzierteres Bild entstehen lassen (für eine Übersicht siehe z. B. Exner, 2007). Schizophrene Patienten können eine große Bandbreite perzeptueller, motorischer und kognitiver Fertigkeiten durch Übung verbessern (intakter Fertigkeitserwerb). Sie starten häufig auf einem geringeren Leistungsniveau (d. h. mit längeren Reaktionszeiten und höheren Fehlerraten) als gesunde Kontrollprobanden, unterscheiden sich dann aber im Lernzuwachs nicht von den Gesunden. Die erworbene Fertigkeit besteht zumeist in einer verbesserten Passung zwischen dem perzeptuellen (meist visuellen) Input und zugehörigen motorischen oder kognitiven Antworten (Stimulus-Response-Matching).

Viele Fertigkeiten lernen wir implizit durch Wiederholung und Regelmäßigkeit

Personen mit Schizophrenie zeigen vergleichbare Lernraten wie Gesunde beim Erwerb von Fertigkeiten

Deutlich unklarer ist die Befundlage für all diejenigen impliziten Lernleistungen, bei denen Probanden von zugrundeliegenden Strukturen oder Regeln in den verwendeten Stimuli profitieren, ohne diese explizit benennen zu können (Strukturerwerb). Hier haben schizophrene Patienten Schwierigkeiten, von Regelmäßigkeiten in visuomotorischen Sequenzen (SRTT) zu profitieren (siehe nachfolgenden Kasten) oder Regeln einer komplexen Stimulusfolge auf neue Folgen zu übertragen (künstliche Grammatiken).

Personen mit Schizophrenie profitieren weniger als Gesunde von Strukturen und Regelmäßigkeiten in der Umgebung

Untersuchung impliziter Lernleistungen mit der Seriellen Reaktionszeitaufgabe (SRTT)

Die *Serielle Reaktionszeitaufgabe* wurde erstmals von Nissen und Bullemer (1987) präsentiert und hat seitdem in verschiedensten Abwandlungen große Verbreitung in der impliziten Lernforschung gefunden. Es konnte konsistent gezeigt werden, dass sich die visuomotorische Reaktionszeit gesunder Versuchspersonen auf eine feste Sequenz visueller Stimuli nach einiger Übung deutlich verkürzt und bei Präsentation zufälliger Folgen wieder zunimmt (negativer Transfer). Schizophren erkrankte und gesunde Probanden verbessern in dieser Aufgabe ihre Reaktionszeit in Reaktion auf visuell dargebotene Stimuli. Gesunde zeigen aber einen deutlicheren Reaktionszeitvorteil, wenn die Abfolge der Stimuli regelhaft ist, d. h. einer (meist 10- bis 12-teiligen) Sequenz folgt, im Vergleich mit einer zufälligen Stimuluspräsentation. Für schizophren Erkrankte während einer akuten psychotischen Episode scheint es egal zu sein, ob die Stimuli zufällig oder regelhaft (d. h. vorhersehbar) präsentiert werden. Es gelingt ihnen weniger gut als Gesunden, Regelmäßigkeiten (Redundanz) in ihrer Umgebung für die Handlungsvorbereitung und -ausführung zu nutzen. Nach Remission der akuten psychotischen Symptomatik normalisiert sich das implizite Lernen bei Patienten mit Schizophrenie wieder (Exner, Boucsein, Degner & Irle, 2006).

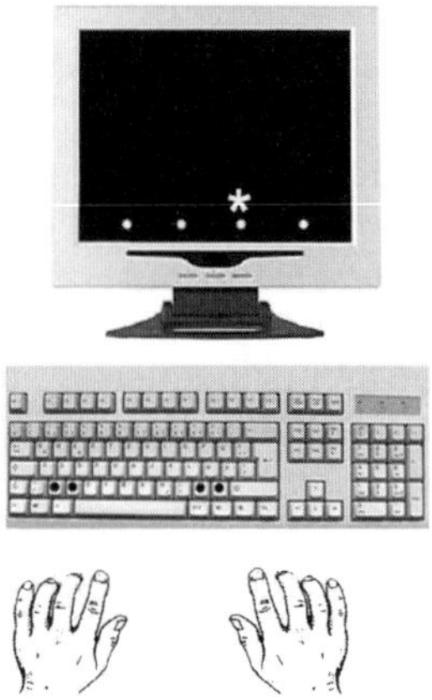

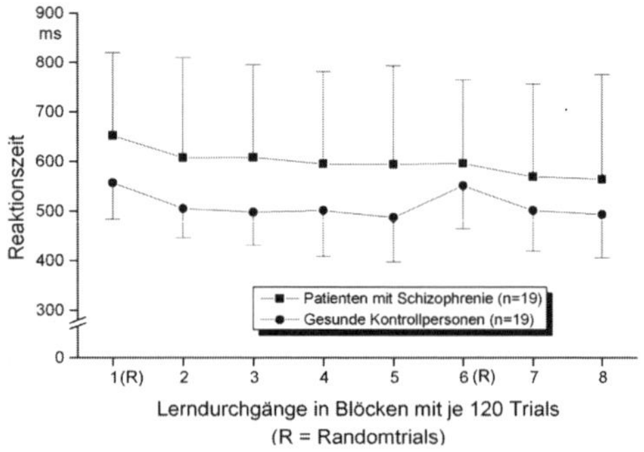

Beeinträchtigungen von Patienten mit einer akuten schizophrenen Psychose beim impliziten Lernen einer visuomotorischen Sequenz (nach Exner et al. (2006), S. 44, mit freundlicher Genehmigung von Elsevier)

3.1.6 Schlussfolgerndes Denken und Problemlösen (Exekutive Störungen)

Exekutive Anforderungen sind auch in vielen Aufmerksamkeits- und Arbeitsgedächtnistests enthalten

Mit dem Begriff der exekutiven Funktionen werden komplexe Prozesse der Handlungsvorbereitung, -planung und -steuerung beschrieben, die somit basalere kognitive Prozesse integrieren und regulieren. Der heterogenen Ansammlung verschiedener Prozesse und Fähigkeiten, die man als „exekutiv“ bezeichnet, steht auf der diagnostischen Seite eine ebenso heterogene Ansammlung verschiedenster Aufgabenformate gegenüber, die auf den ersten Blick wenig gemeinsam haben. Wegen der Überlappungen zu anderen kognitiven Funktionsbereichen, insbesondere zur Steuerung der Aufmerksamkeit und des Arbeitsgedächtnisses, lassen sich bestimmte Tests jeweils entweder eher der kognitiven Grundfunktion oder den exekutiven Funktionen zuschreiben. So prüfen zum Beispiel viele Aufmerksamkeitstests auch exekutive Aspekte der Aufmerksamkeitssteuerung, z. B. die Selektion von Stimuli (Farbe-Wort-Interferenztest, FWIT) oder den Wechsel des Aufmerksamkeitsfokus (Trail Making Test, Teil B), während die Steuerung des Informationsflusses im Kurzzeitgedächtnis einen häufigen Bestandteil von Arbeitsgedächtnisaufgaben (z. B. n-back-tasks) darstellt.

Wie aus den vorangehenden Abschnitten 3.1.2 und 3.1.4 bereits ersichtlich wurde, weisen schizophrene Patienten bei diesen exekutiven Anteilen von Aufmerksamkeits- und Arbeitsgedächtnisprozessen deutliche Schwierigkeiten auf. Im Folgenden wird ergänzend die Befundlage zu weiteren exekutiven Anforderungen dargestellt, welche schlussfolgernde Denkleistungen (Konzeptbildung), Problemlösefähigkeiten sowie Flüssigkeit und Flexibilität von semantischen oder figuralen Abrufleistungen aus dem Altgedächtnis erfordern.

Der paradigmatische Test zur Überprüfung von *Konzeptbildungsfähigkeiten* ist der Wisconsin Card Sorting Test (WCST) (Heaton, 1981), der das Erschließen von Sortierprinzipien (Kategorien) auf der Basis der Rückmeldungen des Untersuchers erfordert. In dieser exekutiven Aufgabe können Personen mit Schizophrenie im Mittel weniger Kategorien vervollständigen und machen mehr Fehler als gesunde Probanden. Da die Leistung im WCST in klassischen neuropsychologischen Läsionsstudien häufig nach frontalen Hirnschädigungen reduziert ist und in funktionell-bildgebenden Studien häufig mit der Aktivierung dorsolateraler und orbitolateraler Hirnregionen in Verbindung gebracht wurde, galten die reduzierten WCST-Leistungen schizophrener Patienten lange Zeit als Ausdruck von „Hypofrontalität“. Insbesondere eine erhöhte Anzahl von perseverativen Fehlern wurde als Ausdruck der spezifischen und disproportionalen frontalen Beeinträchtigung bei der Schizophrenie interpretiert. Inzwischen haben aber Metaanalysen dieses Bild differenziert (Laws, 1999; Li, 2004): Zwar haben Personen mit Schizophrenie moderate bis starke Schwierigkeiten im WCST. Diese machen sich jedoch am stärksten in der Konzeptbildung bemerkbar (ES d für Anzahl gefundener Kategorien in Metaanalyse von Laws et al. =0.91, KI 0.76–1.05), weniger in der Anzahl von perseverativen Fehlern (ES = 0.53, KI 0.38–0.68) und am wenigsten beim Anteil perseverativer Fehler an der Gesamtfehlerzahl (ES = 0.18). Schizophrene Patienten zeigen also im Durchschnitt *nicht* das typische Bild eines frontalhirngeschädigten Patienten, der v. a. Schwierigkeiten bei der Verhaltensadaptation hat und einmal eingeschlagenes Verhalten trotz negativer Rückmeldung beibehält. Dagegen zeigen Personen mit Schizophrenie häufig einen Mix aus verschiedenen Fehlertypen. Die Leistungen Schizophrener im WCST sind außerdem – anders als bei frontalhirngeschädigten Personen – deutlich von der allgemeinen intellektuellen Leistungsfähigkeit (IQ) abhängig. Die Patienten mit Schizophrenie, die Schwierigkeiten im WCST haben, sind diejenigen, die reduzierte intellektuelle Leistungen aufweisen.

Im WCST haben Personen mit Schizophrenie vor allem Schwierigkeiten bei der Entdeckung der Sortierprinzipien (Kategorienzahl)

Ein weiterer, häufig genutzter Aufgabentyp zur Überprüfung exekutiver kognitiver Leistungen sind *Flüssigkeitsaufgaben*, bei denen entweder Wörter oder räumlich-figurale Lösungen (z. B. 9-Punkte-Test) innerhalb einer bestimmten Zeitspanne produziert werden müssen. Im Hinblick auf Schizophrenie sind insbesondere verbale Flüssigkeitsaufgaben häufig untersucht worden. Unterschieden wird hier zwischen lexikalischen Wortproduktionsaufgaben, bei denen möglichst viele Wörter zu vorgegebenen Wortanfängen oder -enden produziert werden müssen, und semantischen Wortproduktionsaufgaben, bei denen zu einer vorgegebenen semantischen Kategorie Wörter genannt werden müssen. Beide Aufgabentypen stellen hohe Anforderungen an kontrollierte Abrufprozesse (effortful retrieval) und an die kognitive Geschwindigkeit und sind bei Personen mit frontalen Hirnschädigungen deutlich beeinträchtigt. Semantische Wortflüssigkeitsaufgaben stellen zusätzliche Ansprüche an Umfang und Organisation des semantischen Gedächtnisses und sind daher auch von der Integrität temporaler Hirnregionen abhängig (Henry & Crawford, 2004). Insbesondere lexikalische Wortflüssigkeitsaufgaben gelten als ein sensibler und spezifischer Indikator für frontale Hirnfunktionsstörungen und übertreffen in dieser Eigenschaft sowohl semantische Flüssigkeitsaufgaben als auch den Wisconsin Card Sorting Test.

Personen mit Schizophrenie zeigen eine verringerte semantische und lexikalische Wortflüssigkeit

Bei Personen mit schizophrenen Störungen sind die Wortproduktionsleistungen sowohl bei lexikalischen als auch semantischen Aufgabenstellungen deutlich eingeschränkt. Metaanalysen zeigen hier durchschnittliche Unterschiede zu gesunden Probanden mit moderaten bis großen Effektstärken auf (siehe Henry & Crawford, 2005, ES $r = 0.49$ für semantische und $r = 0.43$ für lexikalische Flüssigkeit). Dabei sind insgesamt die Leistungen bei semantischen Aufgaben noch deutlicher eingeschränkt, was darauf hindeutet, dass auch das semantische Gedächtnis mit beeinträchtigt ist (siehe dazu auch Abschnitte 3.1.5.2 und 3.1.7). Das Ausmaß der exekutiven Defizite bei Wortflüssigkeitsaufgaben ist etwa vergleichbar groß wie die im Bereich Konzeptbildung festgestellten Defizite (WCST), aber erneut geringer als Defizite in der allgemeinen intellektuellen Leistungsfähigkeit und in der kognitiven Verarbeitungsgeschwindigkeit (z. B. *Zahlen-Symboltest* aus dem WIE).

An Schizophrenie Erkrankte brauchen bei Problemlöseaufgaben mehr Zeit und mehr Versuche für eine adäquate Problemlösung

Ein weiterer Bereich exekutiver Funktionen erfasst die Fähigkeit von Personen, Verhalten zum zielgerichteten Problemlösen strategisch zu planen und einzusetzen. Zur Erfassung dieser Fähigkeit werden Problemlöseaufgaben eingesetzt. Der Turm von Hanoi (Varianten auch als Turm von London oder Turm von Toronto) ist eine strategische Problemlöseaufgabe, bei der Probanden unter Einhaltung bestimmter Regeln eine Pyramide unterschiedlich großer Scheiben oder unterschiedlich farbiger Kugeln von einer Ausgangsposition in eine Zielposition bringen müssen. Ebenso wie Konzeptbildung (WCST) und Wortflüssigkeit wird diese Fähigkeit dem frontalen Kortex zugeschrieben. Personen mit Schizophrenie haben sowohl im akuten wie remittierten Zustand Schwierigkeiten bei der Lösung dieser Aufgabe, die sich in einer erhöhten Zahl von benötigten Zügen und höherem Zeitbedarf zur Lösung zeigen (siehe für Übersicht und Beispiel Chan, Chen, Cheung, Chen & Cheung, 2004).

Exekutive Störungen als zentrales und spezifisches Merkmal der Schizophrenie?

Exekutive Aufgaben, die es erforderlich machen, selbstständig Regeln zu abstrahieren und flexibel anzuwenden, stellen Personen mit Schizophrenie vor größere Schwierigkeiten als psychisch gesunde Probanden. Das wird im Leistungsbild an höherem Zeitbedarf und erhöhter Fehlerzahl deutlich. Exekutive Leistungsdefizite bei schizophrenen Patienten wurden häufig als ein zentrales und spezifisches Merkmal der Schizophrenie beschrieben. Metaanalysen über größere Testbatterien haben aber deutlich gemacht, dass exekutive Funktionsstörungen zwar in mittlerem bis starken Ausmaß vorhanden sind, aber gegenüber anderen kognitiven Leistungsminderungen nicht disproportional ausgeprägt sind (Dickinson et al., 2007; Heinrichs & Zakzanis, 1998). Da schizophrene Patienten in nahezu jedem kognitiven Funktionsbereich einschließlich der allgemeinen intellektuellen Leistungsfähigkeit und der kognitiven Verarbeitungsgeschwindigkeit Defizite aufweisen, erscheint es nur folgerichtig, dass exekutive Funktionen, die basalere Leistungen aus anderen kognitiven Funktionsbereichen (Aufmerksamkeit, Arbeits- und Langzeitgedächtnis) integrieren, mindestens ebenso stark betroffen sind.

Exekutive Funktionen sind bei Schizophrenie deutlich, aber nicht disproportional gegenüber anderen kognitiven Leistungen eingeschränkt

3.1.7 Sprachliches Verständnis und Ausdrucksvermögen

Schon bei der klinischen Beurteilung der psychopathologischen Symptomatik fällt auf, dass verschiedene Aspekte des Verständnisses und des aktiven Gebrauchs der Sprache bei Personen mit Schizophrenie verändert erscheinen. In der Spontansprache zeigen sich formale Denkstörungen, z. B. als Spracharmut oder assoziative Lockerung. Pragmatische Schwierigkeiten des Sprachverständnisses werden deutlich, wenn Patienten Metaphern und Sprichwörter nicht richtig verstehen oder verwenden können.

Bei formaler Prüfung sind Defizite des rezeptiven Sprachverständnisses und des praktischen Sprachgebrauchs bei Personen mit Schizophrenie auf allen Ebenen der sprachlichen Verarbeitung beschrieben worden (DeLisi, 2001). Diese zeigen sich bereits auf frühen Verarbeitungsstufen, wo Differenzierungsschwierigkeiten bei der Analyse von Sprachlauten und Schriftzeichen auftreten (sensory gating, siehe auch Abschnitt 3.1.1).

Personen mit Schizophrenie zeigen vor allem bei mündlichen Anforderungen Schwierigkeiten im Sprachverständnis und in der Sprachproduktion

Weiterhin zeigen Personen mit Schizophrenie in verschiedenen semantischen Verständnis- und Flüssigkeitsaufgaben Schwierigkeiten, die darauf hindeuten, dass das semantische Lexikon vom Umfang her reduziert und schlechter organisiert ist (Rossell & David, 2006): Sie bilden beispielsweise weniger komplexe Sätze und können auf kategoriale Hinweisreize weniger

Beispielwörter nennen als gesunde Vergleichspersonen (reduzierte semantische Wortflüssigkeit, siehe dazuAbschnitt 3.1.6). Die mündliche Sprache erscheint dabei deutlicher beeinträchtigt als die schriftliche. Dies kann als Hinweise gedeutet werden, dass Sprachprobleme teilweise sekundär zu Arbeitsgedächtnis- und Aufmerksamkeitsproblemen sind und daher vor allem beim sequenziellem, flüssigem Abruf in mündlichen Kommunikationssituationen auftreten. Veränderungen im semantischen Speicher wirken sich auch auf das Langzeitgedächtnis (siehe Abschnitt 3.1.5.2) und auf exekutive Funktionen (siehe Abschnitt 3.1.6) aus. Eine veränderte Organisation des semantischen Speichers kombiniert mit Defiziten im Arbeitsgedächtnis und der kontrollierten Aufmerksamkeitszuwendung erschwert einerseits den kontrollierten Zugriff auf den semantischen Speicher, andererseits scheint die automatische Aktivierungsausbreitung im semantischen Netzwerkes dann ungehinderter und daher ungezielter vonstatten zu gehen. Dadurch kann es –zumindest während einer akuten psychotischen Episode- auch zu einer erleichterten Mitaktivierung von inhaltlich eigentlich entfernten Konzepten kommen, was als Korrelat von Auffälligkeiten bei experimentellen semantischen Primingprozeduren und von positiven formalen Denkstörungen (z. B. Assoziationslockerung im Gespräch) bei Personen mit akuten Psychosen diskutiert wird (Pomarol-Clotet, Oh, Laws & McKenna, 2008). Hier scheinen kontrollierte Aufmerksamkeits- und v. a. inhibitorische Prozesse weniger schnell und gut zu funktionieren als bei gesunden Personen oder Patienten ohne akute psychotische Symptome. Psycholinguistische Untersuchungen mit Wörtern, die in einer Sprache mehrere Bedeutungen mit unterschiedlicher Häufigkeit haben (s. g. Homonyme, z. B. Bank) stellen besondere Anforderungen an kontrollierte Inhibition und an die Fähigkeit, den Kontext einer Mitteilung zu beachten. Hier sind gesunde Probanden in der Regel in der Lage, die dominante Bedeutung zugunsten der weniger gebräuchlichen „zu hemmen“, wenn es der Satzkontext nahe legt. Bei Personen mit Schizophrenie bleibt die dominante Bedeutung dagegen gleichermaßen „aktiviert“ und beeinflusst nachfolgende Verarbeitungsprozesse (priming) (siehe z. B. Titone, Levy & Holzman, 2000).

Die Aktivierung im semantischen Speicher breitet sich bei Personen mit Schizophrenie schneller und unkontrollierter auf entfernte Bedeutungsbereiche aus

Personen mit Schizophrenie beziehen den Kontext von kommunikativen Mitteilungen weniger mit ein

Pragmatische Kommunikationsprobleme können aber auch dadurch entstehen, dass Personen mit Schizophrenie häufig den Kontext der Kommunikationssituation und die mentalen Zustände von Kommunikationspartnern (Theory of Mind) nicht mit einbeziehen. Sie haben daher Schwierigkeiten, metaphorische oder ironische Äußerungen zu verstehen und bleiben der buchstäblichen Bedeutung verhaftet (siehe hierzu auch Abschnitt 3.6.2 zur sozialen Kognition).

Funktionell-bildgebende Studien zeigen eine geringere linksfrontale Lateralisierung sprachbezoge-

Bildgebende Studien konnten die Sprachverarbeitungsprobleme von Personen mit Schizophrenie mit reduzierter struktureller und funktioneller Lateralisierung links temporaler und frontaler Regionen in Verbindung bringen. Die normalerweise stärker linksseitige Ausprägung des Volumens sprachrelevanten Regionen und die links betonte Aktivierung bei sprachlichen Aufgaben scheint bei Personen mit Schizophrenie zugunsten einer stärker bilateralen oder rechtsseitigen Ausprägung verschoben (Li, Branch & DeLisi, 2009). Ähnlich anderer struktureller und funktioneller Auffälligkeiten bei Schizophrenie ist diese veränderte Lateralisierung in sprachrelevanten Arealen auch bei Verwandten ersten Grades von schizophren Erkrankten anzutreffen. Retrospektive längsschnittliche Befunde, die das Abschneiden von Personen, die später an Schizophrenie erkrankten, in allgemeinen Schulfähigkeitstests untersuchten, zeigen reduzierte sprachliche Fähigkeiten schon im jüngeren Schulalter auf (Fuller et al., 2002): Die sprachlichen Kompetenzen (Leseverständnis und Schriftsprache) lagen bereits im Alter von 9 und 13, besonders aber im Alter von 16 Jahren deutlich unter denen der Altersgenossen.

ner Hirnaktivierungen bei schizophren Erkrankten an

Personen, die später an Schizophrenie erkranken, zeigen schon im Kindesalter bei Schultests schlechtere sprachliche Kompetenzen

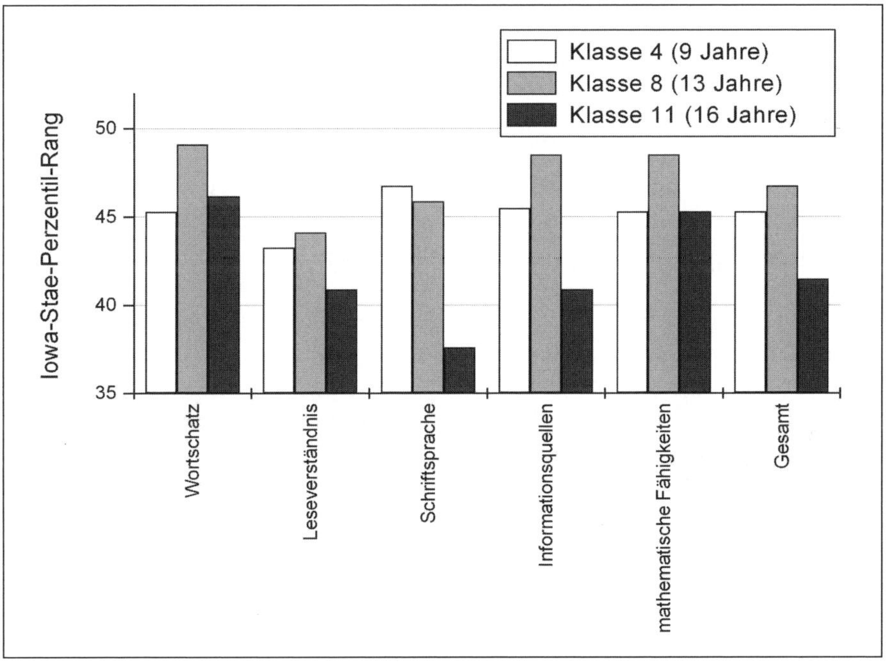

Abbildung 7:
Schulische Leistungen in einem standardisierten Schultest von 71 Personen, die später an Schizophrenie erkrankten (mod. nach Fuller et al., 2002). Bei durchschnittlicher Leistungsfähigkeit müsste der mittlere Perzentilrang bei 50 liegen.

Es scheint sich also um eine entwicklungsbezogene Sprachstörung zu handeln, nicht nur um ein „Epiphänomen" der komplexen Psychopathologie.

Unklar bleibt, ob die schlechteren Gruppenleistungen schizophrener Patienten bei verschiedensten Untersuchungsparadigmen zu Sprachrezeption und -produktion auf eine komplexe Sprachstörung hindeuten oder ob unterschiedliche Patienten in jeweils unterschiedlichen Teilfunktionen beeinträchtigt sind. Hinzu kommen Interaktionen mit Leistungseinschränkungen in anderen kognitiven Funktionsbereichen (Aufmerksamkeit, Arbeitsgedächtnis, semantisches Gedächtnis), so dass die spezifische Natur des Sprachdefizites bei Schizophrenie bisher nicht identifiziert werden konnte.

Sprachliche Leistungen bei schizophrenen Störungen

Rezeptive und produktive Sprachdefizite können als ein frühes Vulnerabilitätsmerkmal der Schizophrenie angesehen werden. Sie treten bereits in früher Kindheit auf und sind mit einem erhöhten Risiko späterer Erkrankung assoziiert.

3.2 Zusammenhänge zu Erkrankungsphasen

Bei Personen mit Schizophrenie bestehen bereits prämorbid kognitive Leistungsdefizite, die sich zum Zeitpunkt der Erstmanifestation weiter verschlechtern

Betrachtet man kognitive Leistungsminderungen in Bezug zum Erkrankungsverlauf, dann fällt auf, dass Veränderungen der kognitiven Leistungsfähigkeit zu den frühestens Zeichen der späteren Erkrankung gehören und sogar lange vor psychopathologischen Psychose-Anzeichen nachweisbar sind. Dies zeigen retrospektive Vergleiche der prämorbiden intellektuellen und schulischen Leistungsfähigkeit: Personen, die später eine Schizophrenie entwickelten, wiesen bei Schul- oder Wehrdienstuntersuchungen einen niedrigeren IQ und schlechtere Schulleistungen auf als die Durchschnittsbevölkerung (siehe hierzu auch Abschnitt 3.1.3). Die geringere schulische Leistungsfähigkeit war dabei vor allem auf sprachliche Leistungen bezogen und bereits im Grundschulalter, also durchschnittlich mehr als 10 Jahre *vor* der Ersterkrankung, nachweisbar. Sie zeigte sich noch deutlicher im Alter von 16 Jahren, also zeitlich näher am erstmaligen Auftreten der schizophrenen Psychose, wo kognitive Leistungsdefizite wahrscheinlich schon mit psychopathologischen Prodromalzeichen überlappen.

Die bereits prämorbid bestehenden Leistungsdefizite erfahren eine erneute Verschlechterung zum Zeitpunkt des erstmaligen Auftretens einer Psychose (Erstmanifestation), bleiben aber dann im weiteren Verlauf relativ stabil oder gehen sogar wieder leicht zurück. Eine schlechtere Prognose für ihre kognitive Leistungsfähigkeit scheinen nur Patienten aufzuweisen, die älter als 50 Jahre alt sind, chronisch erkrankt oder/und über lange Zeit institutionalisiert sind (siehe z. B. Kurtz, 2005).

Kognitive Leistungsdefizite bleiben über den Erkrankungsverlauf relativ stabil

Exemplarisch wird der Verlauf kognitiver Leistungsfähigkeit nach der Erstmanifestation einer schizophrenen Psychose in der Untersuchung von Albus et al. (2006) deutlich: Untersucht wurden 71 Patienten, die erstmals wegen einer Schizophrenie, einer schizophreniformen oder einer schizoaffektiven Störung stationär behandelt wurden, mit einer ausführlichen neuropsychologischen Testbatterie. Diese Patienten wurden 5 Jahre später mit den gleichen Tests nachuntersucht. Ebenfalls im Abstand von 5 Jahren wurden sorgsam gematchte gesunde Kontrollpersonen untersucht. Bereits zum Zeitpunkt der Erstmanifestation zeigten sich bei den Patienten deutliche kognitive Leistungsminderungen gegenüber den gesunden Kontrollen über verschiedene Funktionsbereiche. Die Testleistungen der schizophrenen Patienten waren 5 Jahre später zwar etwas gebessert, aber nur in der gleichen Größenordnung wie die Leistungszuwächse der gesunden Probanden, die auf Lern- und Übungseffekte zurückführbar waren. In einigen Bereichen fielen die Verbesserungen der Patienten geringer aus als die Leistungszuwächse der Gesunden (verbales Gedächtnis und Lernen). Letztlich muss also von einer Stabilität des Leistungsniveaus ausgegangen werden, das zum Zeitpunkt der Ersterkrankung besteht (siehe Abbildung 8).

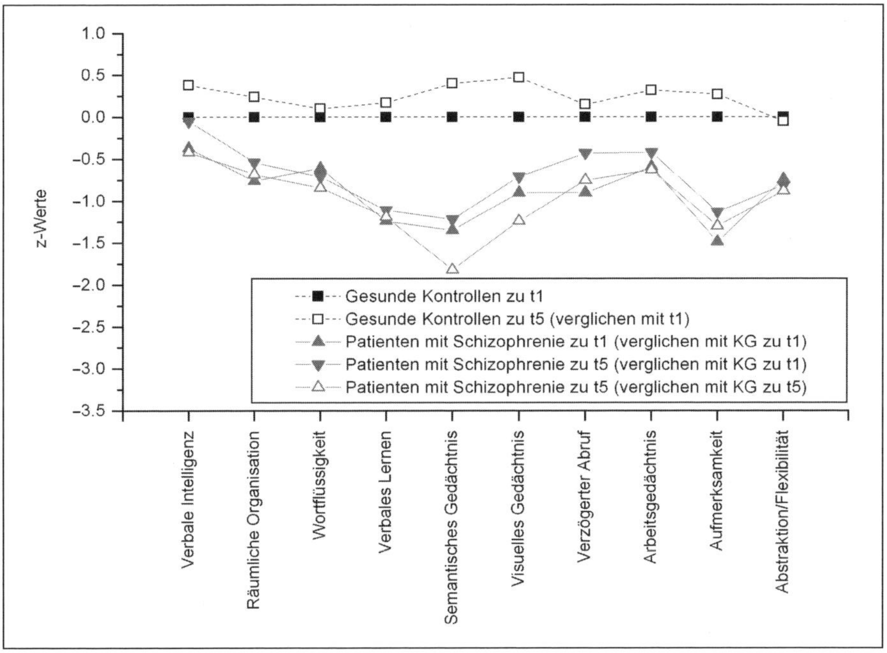

Abbildung 8:
Vergleich der kognitiven Leistungsfähigkeit von 71 Patienten und gesunden Kontrollpersonen zum Zeitpunkt der Erstmanifestation einer schizophrenen Psychose und 5 Jahre später. Die dargestellten z-Werte beziehen sich auf die Leistung der gesunden Kontrollen zum Zeitpunkt t1 und 5 Jahre später (t5) (Abbildung nach Albus et al., 2006)

Die Untersuchung von Albus und Kollegen zeigte zudem ein potenzielles methodisches Problem vieler longitudinaler Studien zum Verlauf und zur Behandlung kognitiver Defizite bei Schizophrenie auf: Die alleinige Betrachtung der Verbesserungen in der Schizophreniegruppe überschätzt die

Effekte von Spontanremission oder Behandlung, wenn nicht parallel eine gesunde Kontrollgruppe ebenfalls longitudinal untersucht wird.

Leistungsverbesserungen in psychometrischen Tests sind größtenteils Lern- und Übungseffekten zuzuschreiben

Eine kürzlich veröffentlichte Metaanalyse, die alle bis 2006 erschienenen longitudinalen Studien zu kognitiven Defiziten bei schizophrenen Patienten einschloss, bestätigt das: kognitive Verbesserungen im Erkrankungsverlauf, egal unter welcher Behandlung, sind großteils Lerneffekten zuzuschreiben (Szoke et al., 2008). Gesunde Kontrollpersonen erzielen bei wiederholter Testung gleichgroße oder größere Lerneffekte.

Kognitive Defizite im Erkrankungsverlauf

Defizite in einem breiten Spektrum kognitiver Funktionen stellen ein überdauerndes Merkmal der Schizophrenie dar, das von Erkrankungsphasen und -dauer weitgehend unabhängig ist. Leistungsminderungen werden bereits im Prodromalstadium einer Psychose deutlich. Nach der Erstmanifestation einer schizophrenen Psychose kommt es im weiteren Verlauf der Erkrankung i. d. R. nicht zu einer Verschlechterung der kognitiven Leistungen. Einige der bei Erstmanifestation gefundenen Defizite verbessern sich leicht. Eine schlechtere Prognose für ihre kognitive Leistungsfähigkeit scheinen nur Patienten aufzuweisen, die älter, chronisch erkrankt oder/und über lange Zeit institutionalisiert sind.

3.3 Neuropsychologische Defizite bei Risikopopulationen

Risikopopulationen zeigen ein sehr ähnliches Profil kognitiver Beeinträchtigungen wie erkrankte schizophrene Patienten

Kognitive Leistungsminderungen fanden sich auch in prospektiven Untersuchungen von Personen, die entweder familiär bedingt ein erhöhtes Erkrankungsrisiko für eine Psychose aufweisen (Kinder oder Geschwister erkrankter Personen) oder bereits klinische Prodromalsymptome einer schizophrenen Störung zeigen. Dabei zeigt sich ein sehr ähnliches Profil kognitiver Beeinträchtigungen wie bei manifest erkrankten schizophrenen Patienten: Vor dem Hintergrund eines allgemein reduzierten kognitiven Leistungsniveaus sind verbale Gedächtnisleistungen besonders und überproportional stark beeinträchtigt (siehe Abbildung 9). Personen mit niedrigen verbalen Gedächtnisleistungen entwickelten später mit höherer Wahrscheinlichkeit eine schizophrene Psychose (Erlenmeyer-Kimling et al., 2000; Lencz et al., 2006).

Personen mit mehreren schizophrenen Verwandten sind bei komplexen verbalen Gedächtnisanforderungen deutlicher beeinträchtigt als Personen mit nur einem an Schizophrenie erkrankten Familienangehörigen (Trandafir, Meary, Schurhoff, Leboyer & Szoke, 2006). Die Befunde könnten so interpretiert werden, dass exekutive und Gedächtnisprobleme eine genetische Grundlage haben und einen Teil der Vulnerabilität oder Prädisposition für die Erkrankung widerspiegeln (Toulopoulou et al., 2010).

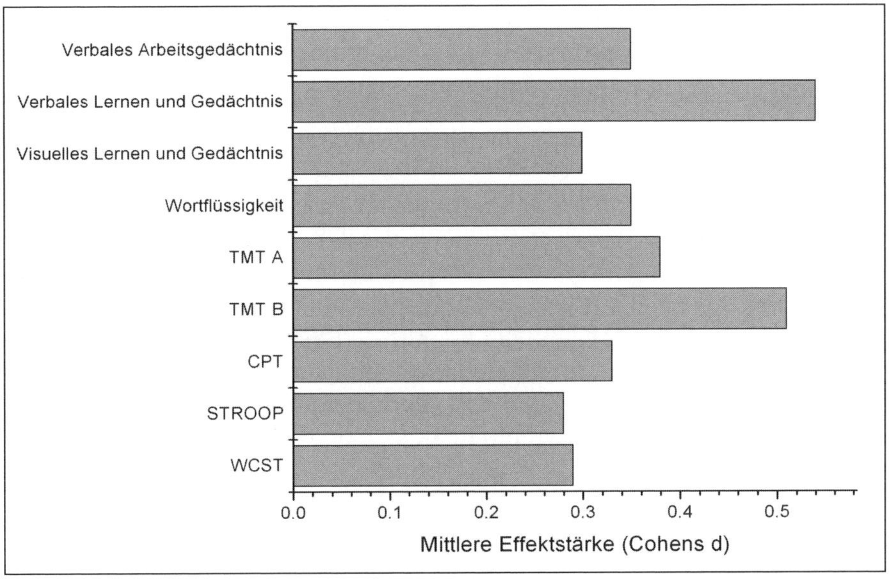

Abbildung 9:
Unterschiede zwischen nicht-erkrankten Verwandten ersten Grades und Kontrollpersonen in verschiedenen kognitiven Funktionsbereichen (nach Sitskoorn, Aleman, Ebisch, Appels & Kahn, 2004), Abkürzungen: TMT A: Trail-Making-Test, Teil A, TMT B: Trail-Making-Test, Teil B, CPT: Continuous Performance Test, STROOP: Farbe-Wort-Interferenztest, WCST: Wisconsin Card Sorting Test

3.4 Zusammenhänge zu Dimensionen der Psychopathologie

Obwohl kognitive Leistungsdefizite ein so prominentes und konsistentes Merkmal schizophrener Störungen darstellen, sind die Zusammenhänge zur störungsspezifischen psychopathologischen Symptomatik überraschend gering. In den vergangenen Dekaden haben quer- und längsschnittlich angelegte Untersuchungen die Kovariation kognitiver Leistungsminderungen mit Aspekten der psychopathologischen Symptomatik ausführlich untersucht. Diese korrelativen Untersuchungen erfolgen meist vor dem Hintergrund dimensionaler Modelle schizophrener Psychopathologie, die zwei bis fünf Dimensionen unterscheiden (siehe Kapitel 1.2). Im Ergebnis einer Vielzahl derart gelagerter Untersuchungen zeichnet sich trotz vorhandener Inkonsistenzen in den Befunden folgendes Bild ab: Korrelationen zwischen kognitiven Leistungsminderungen und psychopathologischer Symptomatik sind bei schizophren erkrankten Patienten generell nur gering bis moderat ausgeprägt und finden sich meist nicht zur Positivsymptomatik, sondern zu negativen oder desorganisierten Aspekten der Symptomatik. In einer 2009 erschienenen Metaanalyse beliefen sich die Zusammenhänge zwischen neurokognitiven

Kognitive Leistungen zeigen kaum Zusammenhänge zur Positivsymptomatik

Maßen und Positivsymptomatik im Mittel auf $r = 0.00$ ($p = 0.97$), während Zusammenhänge zur Negativsymptomatik gering, aber signifikant ausfielen ($r = -0.24$, $p < 0.01$) (Ventura, Hellemann, Thames, Koellner & Nuechterlein, 2009). Wird bei der positiven Symptomatik noch einmal unterschieden in Aspekte der Realitätsverzerrung (Wahn und Halluzinationen) und der Desorganisation (von Denken, Sprache und Verhalten), dann zeigen sich für verschiedene neuropsychologische Domänen durchweg höherer Korrelationen mit Desorganisation als mit Realitätsverzerrung (Ventura, Thames, Wood, Guzik & Hellemann, 2010). Zusätzlich zu den psychotischen Symptomen weisen viele Personen mit Schizophrenie auch eine erhöhte depressive Symptomatik auf, die ihrerseits mit der kognitiven Leistungsfähigkeit interagieren kann. Zum Zeitpuntk der Erstmanifestation sind die kognitiven Defizite – obwohl bereits zu diesem Zeitpunkt deutlich vorhanden – in nur geringem Maße mit der depressiven Symptomatik assoziiert (Lucas et al., 2004).

Kognitive Leistungen sind moderat mit Negativsymptomatik assoziiert

Reduktion der Positivsymptomatik im Behandlungsverlauf führt nicht automatisch zu kognitiven Verbesserungen

Analysen von Therapieeffekten haben gezeigt, dass sich psychopathologische Symptomatik und kognitive Defizite im Therapieverlauf nahezu komplett unabhängig voneinander veränderten (Harvey, Green, Bowie & Loebel, 2006). Daraus lässt sich auch ableiten, dass die psychopathologische Symptomatik und die kognitiven Defizite bei der Schizophrenie verschiedene Behandlungstargets darstellen, denen jeweils spezifische Behandlungsansätze gewidmet sein sollten. Es ist nur in sehr begrenztem Ausmaß damit zu rechnen, dass eine erfolgreiche Behandlung nur eines Aspektes den anderen *automatisch* positiv mit befördert.

3.5 Zusammenhänge zur funktionellen Selbstständigkeit im Alltag

Kognitive Leistungen hängen eng mit funktioneller Selbstständigkeit im Alltag zusammen

Schwierigkeiten beim Zugang zum Arbeitsmarkt, in der unabhängigen Lebensführung und in der Gestaltung sozialer Kontakte stellen langfristig für viele Patienten mit Schizophrenie eine größere Behinderung dar, als kurzfristige psychotische Symptome und Hospitalisierungen. Kognitive Defizite weisen sowohl in querschnittlichen wie in längsschnittlichen Untersuchungen einen deutlichen Zusammenhang mit dem Ausmaß funktioneller Selbstständigkeit im Alltag bei Personen mit Schizophrenie auf (Green, Kern, Braff & Mintz, 2000; Green, Kern & Heaton, 2004). Schwierigkeiten bei der Bewältigung des Alltags hängen in etwa gleichem Ausmaß mit der Negativsymptomatik und mit den kognitiven Leistungsdefiziten zusammen, kaum aber mit der Positivsymptomatik. Neben komplexen Aufmerksamkeitsleistungen und exekutiven Funktionen sind insbesondere die Leistungen von Patienten in verbalen Langzeitgedächtnisaufgaben Prädiktoren des späteren psychosozialen Rehabilitationsverlaufs (Green et al., 2004). Metaanalytisch erwies sich das verbale Langzeitgedächtnis als der beste Prädiktor für verschiedene Indikatoren des psychosozialen Funktionsniveaus (Green et al.,

Verbale Gedächtnisleistungen sind bester Prädiktor des psychosozialen Reahbilitationsverlaufs

2000). Dabei ermöglichten verbale Listen-Lerntests (CVLT, AVLT), die das Lernpotenzial abbilden, eine bessere Vorhersage (standardisierte Effektgröße r = 0.4) als Tests, die Gedächtnis nach einmaliger Präsentation des Materials messen (*Logisches Gedächtnis* aus der WMS-R, r = 0.29). Patienten mit größeren Leistungsdefiziten, insbesondere im verbalen Gedächtnisbereich profitieren weniger von Rehabilitationsangeboten (Kurtz, Wexler, Fujimoto, Shagan & Seltzer, 2008) und brauchen daher eventuell speziell zugeschnittene psychosoziale Behandlungsprogramme, die z. B. neuropsychologische Kompensations- und Trainingsangebote mit beruflichen Rehabilitationsprogrammen kombinieren (siehe dazu auch Abschnitt 5.2.2). Obwohl insgesamt der Einfluss von kognitiver Leistungsfähigkeit auf die funktionelle Selbstständigkeit im Alltag intuitiv einleuchtend und auch statistisch gesichert ist, besteht noch Forschungsbedarf hinsichtlich der Faktoren, die diesen Zusammenhang vermitteln. Es wird angenommen, dass sich basale kognitive Defizite einerseits auf viele alltagspraktische Fertigkeiten auswirken, die für die selbständige Lebensführung benötigt werden (functional capacity), wie z. B. Telefongespräche führen, Busfahrpläne lesen, Arzttermine vereinbaren (Bowie, Reichenberg, Patterson, Heaton & Harvey, 2006), anderseits aber auch soziale Informationsverarbeitungs- und Problemlösefertigkeiten beeinträchtigen (Sergi, Rassovsky, Nuechterlein & Green, 2006). Diese „Zwischenstationen" würden auch einen möglichen Zielbereich für psychosoziale Interventionen bieten.

3.6 Symptomnahe kognitive Verzerrungen

Angesichts der oft schwer nachvollziehbaren Erklärungen schizophrener Patienten für alltägliche Phänomene wurde früh angenommen, dass Dysfunktionen des rationalen Denkens oder der Fähigkeit, korrekte Schlussfolgerungen über die Absichten anderer Personen zu ziehen, an der Wahnentstehung beteiligt sind. In diesem Zusammenhang sind eine Reihe kognitiver Verzerrungen *(cognitive biases)* bei Schizophrenie identifiziert worden, für die z. T. sehr viel spezifischere Assoziationen zu Wahn nachgewiesen wurden als für die globalen neuropsychologischen Funktionseinschränkungen (Überblick in Moritz & Lincoln, 2007). Hierzu zählen unter anderem die Tendenz zu voreiligem Schlussfolgern (Jumping to Conclusions) sowie Schwierigkeiten in den mentalen Prozessen, die sozialen Interaktionen zu Grunde liegen, die unter dem Oberbegriff „soziale Kognition" subsummiert werden können (Green et al., 2008).

3.6.1 Jumping to Conclusions

Das probabilistische Entscheidungsverhalten von Patienten mit Wahnsymptomatik wird vorrangig mit dem so genannten Kugeltest (beads task) untersucht (Huq, Garety & Hemsley, 1988). Bei der in Abbildung 10 gezeigten klassischen Beads-Task-Variante werden den Probanden zwei Behälter präsentiert. Einer von beiden enthält 85 % schwarze (s) und 15 % weiße (w) Kugeln, während sich die Kugeln im anderen Behälter im umgekehrten Mischungsverhältnis befinden. Verdeckt hinter einer Sichtblende wählt der Versuchsleiter zufällig einen der beiden Behälter aus und zieht aus diesem (unter Zurücklegen) nach und nach eine Kugel. Die Versuchsperson soll aufgrund der Farben der gezogenen Kugeln entscheiden, aus welchem Behälter gezogen wird. Die Abfolge der Kugeln wird im Vorfeld festgelegt, wobei es sich typischerweise um Reihen wie diese handelt: s s s w s s s s w s. In Studien mit dieser Aufgabe findet sich übereinstimmend, dass Patienten mit Wahn voreiliger schlussfolgern als Gesunde und Personen mit anderen psychischen Störungen, die vergleichsweise mehr Züge für ihre Entscheidung abwarten und bei Zugrundelegung des Bayes-Theorems sogar überzögerlich reagieren (Ziegler, Rief & Lincoln, 2009). Auffällig ist zudem, dass Personen mit Schizophrenie oft schon bereits nach ein bis zwei Kugeln eine Entscheidung fällen, ein Effekt, der als „Jumping to Conclusions" (JTC) in die Literatur eingegangen ist.

Patienten mit Schizophrenie fällen in der Beads Task schneller eine Entscheidung als Gesunde und psychiatrische Kontrollen

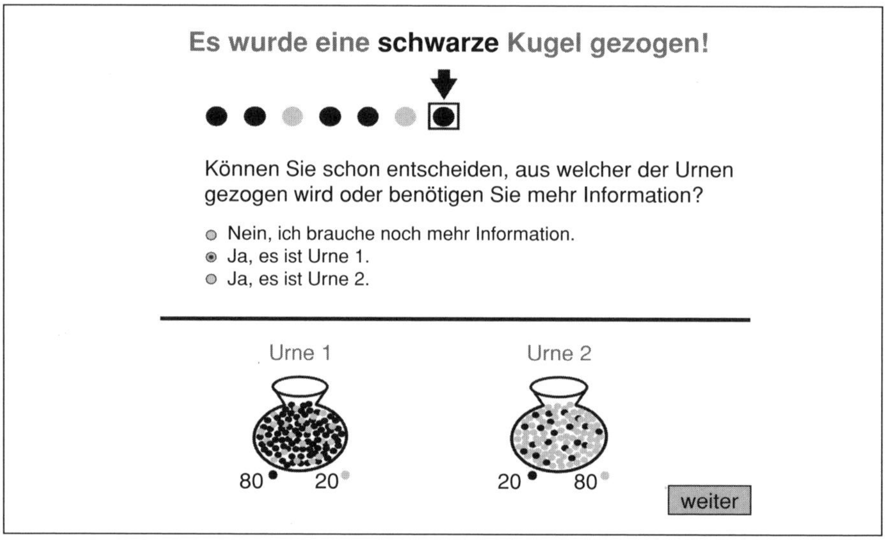

Abbildung 10:
Beispiel einer typischen Beads-Aufgabe. Zu diesem Zeitpunkt sind bereits 7 Kugeln gezogen worden. Patienten mit Wahn würden sich in der Regel aber sehr viel früher entschieden haben, häufig schon nach einer oder zwei Kugeln.

In Studien, die konkretes oder emotional bedeutsames Material einsetzten, waren die Effekte in der Tendenz sogar etwas deutlicher (z. B. Colbert & Peters, 2002). Obwohl der Bias somit bei Patienten mit akuter Schizophrenie zuverlässig nachgewiesen werden kann, ist noch unklar, ob er sich dabei eher um ein Trait- oder ein Statemerkmal handelt. Einerseits lassen Vergleiche von akut wahnhaften mit remittierten Patienten den vorsichtigen Schluss zu, dass voreiliges Schlussfolgern auch nach Abklingen der psychotischen Symptomatik vorliegt (Moritz, Woodward & Lambert, 2007). Andererseits wird auch deutlich, dass remittierte Patienten den Bias allenfalls in deutlich abgeschwächter Form zeigen (Lincoln, Ziegler, Mehl & Rief, 2010). Auch bei Personen mit subklinischer Wahnsymptomatik (psychotische Vulnerabilität) wurde gelegentlich eine ausgeprägtere Tendenz zu voreiligem Entscheiden nachgewiesen, insbesondere bei Vorgabe von emotional bedeutsamen Material (siehe Überblicksarbeit von Ziegler et al., 2009). Es lässt sich also festhalten, dass die Ausprägung des Bias Trait-Merkmale aufweist, aber in der Stärke mit der Ausprägung der Symptomatik variiert. Aus den bisherigen Untersuchungen, die fast alle zumindest das prämorbide Intelligenzniveu kontrolliert haben, geht klar hervor, dass Jumping-to-Conclusions ein von neuropsychologischer Funktionseinschränkungen weitgehend unabhäniges Phänomen ist (van Hooren, Versmissen, Janssen, Myin-Germeys, a Campo et al., 2008). Allerdings finden sich in hinreichend großen Stichproben durchaus auch signifikante Zusammenhänge zu Intelligenz (Bentall et al., 2009; Lincoln, Ziegler, Mehl et al., 2010).

3.6.2 Soziale Kognition

Soziale Kognition bezieht sich auf die mentalen Operationen, die sozialen Interaktionen unterliegen und schließt Prozesse der Wahrnehmung, Interpretation, Generierung von Antworten auf die Intentionen, Dispositionen und das Verhalten anderer Personen ein. Der Begriff soziale Kognition ist in der Schizophrenieliteratur sehr unterschiedlich definiert und verwendet worden. In der Schizophrenieforschung werden unter sozialer Kognition vor allem die folgenden Bereiche als relevant definiert: Theory of Mind, Soziale Wahrnehmung und Soziales Wissen, Attributionsstile und Emotionale Verarbeitung (Green et al., 2008). Besondere Aufmerksamkeit haben dabei Theory of Mind und Attributionstile erfahren.

Unter Sozialer Kognition werden in der Schizophrenieforschung vor allem die Bereiche Theory of Mind, Soziale Wahrnehmung und Soziales Wissen, Attributionsstile und Emotionale Verarbeitung subsummiert

Unter *Theory of Mind (ToM),* häufig auch „Mentalising“ oder „Mental State Attribution“, wird die Fähigkeit subsummiert, sich in andere Personen hineinzuversetzen, bzw. ihre Überzeugungen, Einstellungen, Absichten oder Gefühle zu verstehen. Während einige Autoren die Auffassung vertreten, dass ToM lediglich die kognitive Fähigkeit bezeichnet, die Perspektive anderer Personen abzuleiten, unterscheiden andere zwischen affektiver Perspektivübernahme (emotionale ToM mit Überlappungen zu Empathie) und kognitiver Perspektivübernahme (kognitive ToM) (Koelkebeck, Abdel-Hamid, Ohrmann & Brühne, 2008).

Beeinträchtigungen von Patienten mit Schizophrenie in der Theory-of-Mind-Fähigkeit sind in sehr vielen unterschiedlichen Paradigmen überprüft worden: mit Kurzgeschichten, Bildergeschichten und Comics, in denen es jeweils die Aufgabe des Probanden war, sich in Charaktere hineinzuversetzen. Einige Untersuchungen haben eine Differenzierung des Komplexitätsgrades der Aufgabe vorgenommen. In zwei Paradigmen von Pickup und Frith (2001) wird beispielsweise zwischen „first-order"- und „second-order"-Aufgaben unterschieden. In der „second-order"-Aufgabe, wird eine Schlussfolgerung über die Schlussfolgerung einer anderen Person über den mentalen Zustand einer dritten Person erwartet. In einigen neueren Paradigmen wird, um die kognitive Komplexität der Aufgabe zu reduzieren, ganz auf verbale Beschreibungen oder realitätsbezogene Geschichten verzichtet. Stattdessen werden nur Augenpaare gezeigt und interpretiert (reading the eyes task) oder Interaktionen geometrischer Formen werden vorgeführt. Einige Beispiele für solche Aufgaben finden sich in Abbildung 11.

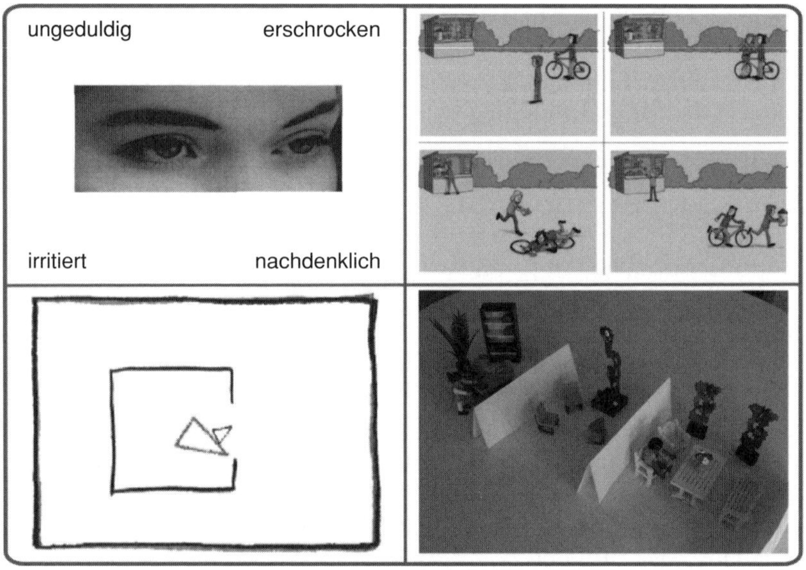

Abbildung 11:
Beispiele für verschiedene ToM-Aufgaben. Oben links ist die „Reading the mind in the eyes-Task" (Baron-Cohen, 2001, mit freundlicher Genehmigung), oben rechts eine klassische Bildergeschichte (aus (Koelkebeck et al., 2008), mit freundlicher Genehmigung von Martin Brüne), unten links experimentelle Stimuli: „silent animations" von http://sites.google.com/site/utafrith/research (mit freundlicher Genehmigung von Uta Frith) und unten rechts die Nachstellung einer Aufgabe von Frith aus einer Marburger Studie (Mehl et al., 2010).

Mehrere Überblicksarbeiten und Meta-Analysen belegen, dass es sich bei den Unterschieden zwischen schizophrenen- und Kontrollprobanden in den ToM Aufgaben um einen zuverlässig replizierbaren Effekt handelt, der auch bestehen bleibt, wenn generelle kognitive Defizite und exekutive Funktionen kontrolliert werden (Brüne, 2005). In der jüngsten Meta-Analyse (Bora, Yucel & Pantelis, 2009) wurden 36 Studien ausgewertet. Die Effektgröße (Cohens d) für den Unterschied in der Bewältigung von ToM-Aufgaben zwischen Patienten mit Schizophrenie und gesunden Kontrollgruppen waren groß (d = 0.9–1.1). Bei den remittierten Patienten war das Ausmaß der Beeinträchtigung in den ToM-Aufgaben ebenfalls signifikant (d = 0.8), jedoch geringer als bei den akuten Patienten (d = 1.2). Auch bei ToM scheint es also State- und Trait-Anteile zu geben. Ebenso hat es auch im Hinblick auf ToM verschiedentlich Hinweise gegeben, dass die Schwierigkeiten durch neurokognitive Fähigkeiten oder Intelligenz erklärbar sein könnten. Allerdings fand die Meta-Analyse von Bora et al. (2009), dass die allgemeine intellektuelle Beeinträchtigung nur in der Remissionsphase mit ToM zusammenhing. Interessanterweise konnten aber Zusammenhänge zwischen der ToM-Fähigkeit und dem autobiographischem Gedächtnis demonstriert werden (Mehl et al., 2010), was dafür spricht, dass bei einer Schlussfolgerung über den mentalen Status einer anderen Person auf frühere Erfahrungen mit Interaktionen zurückgegriffen wird, die im autobiographischen Gedächtnis gespeichert werden.

Personen mit Schizophrenie haben im Vergleich zu Gesunden mehr Schwierigkeiten, sich in die Perspektive anderer Personen hineinzuversetzen. Allerdings reduzieren sich die Unterschiede, wenn Patienten sich in Remission befinden

Auffälligkeit im Attributionsstil. Es ist bekannt, dass auch gesunde Menschen im Allgemeinen einen Selbstdienlichkeitsbias zeigen, indem sie dazu tendieren, positive Ereignisse sich selbst zuzuschreiben, aber negative Ereignisse auf externe Faktoren zurückzuführen. Bentall und Kinderman (für zusammenfassende Darstellungen siehe Bentall, Corcoran, Howard, Blackwood & Kinderman, 2001; Moritz & Lincoln, 2007) griffen Anfang der 1990er Jahre eine psycho-analytisch geprägte Theorie auf, wonach Wahn mit einem übersteigerten Selbstdienlichkeitsbias einhergeht, der dem Ziel diene, vermindertes Selbstbewusstsein zu steigern. Gemessen wird dieser Bias in der Schizophrenieforschung häufig mit dem Internal Personal and Situational Attributions Questionnaire (IPSAQ, Kinderman & Bentall, 1996). Im IPSAQ werden den Probanden eine Reihe von sozial uneindeutigen Situationen vorgelegt, für die sie eine mögliche Ursache benennen sollen. Anschließend werden sie aufgefordert, diese Ursache als internal, external-personal oder external situational zu attribuieren. Ein Beispielsabschnitt aus diesem Verfahren ist in Abbildung 12 dargestellt.

Obwohl frühe Untersuchungen der Arbeitsgruppe um Bentall die Annahme eines Selbstdienlichkeitsbiases auch empirisch bestätigten (Kinderman & Bentall, 1997), konnten spätere Studien diesen Befund nicht konsistent replizieren. Zwar sind Alterationen der Attribution bei Wahn weitestgehend unstrittig mit akuten Wahnideen assoziiert (Moritz & Lincoln, 2007), allerdings sind die genauen Befunde nicht überzeugend mit der Selbstdienlichkeitsannahme in Einklang zu bringen. Einerseits haben viele Studien zeigen können, dass Personen mit Verfolgungswahn mehr externale, vor allem external personale Attributionen bei negativen Ereignissen uneindeutiger Ursache machen als gesunde Kontrollpersonen. Andererseits gibt es wenig

Wahnsymptome sind mit einer allgemeinen Tendenz assoziiert, mehr externale, vor allem external personale Attributionen bei negativen Ereignissen uneindeutiger Ursache zu machen

ANLEITUNG

Bitte lesen Sie die Aussagen auf den folgenden Seiten. Versuchen Sie bitte, sich bei jeder Aussage lebhaft vorzustellen, dass Ihnen das geschilderte Ereignis passiert. Versuchen Sie bitte dann zu entscheiden, was der Hauptgrund für das Ereignis war. Notieren Sie bitte den Grund, an den Sie gedacht haben in der vorgesehenen Zeile. Dann kreuzen Sie bitte den entsprechenden Buchstaben an (a, b oder c), je nachdem ob der Grund:

a) mit Ihnen zu tun hat.
b) mit einer anderen Person (oder einer Gruppe von Personen) zu tun hat.
c) mit der Situation (den Umständen oder Zufall) zu tun hat.

Es könnte schwierig sein zu entscheiden, welche der genannten Möglichkeiten genau zutrifft. In diesem Fall wählen Sie bitte **eine Möglichkeit** aus, nämlich **die Möglichkeit**, die am ehesten Ihrer Meinung entspricht. Bitte kreuzen Sie **nur einen** Buchstaben an.

Beipiel:

Ein Freund/eine Freundin hält Sie für unfreundlich.

Was hat Ihren Freund/Ihre Freundin dazu veranlaßt, Sie für unfreundlich zu halten?
(Notieren Sie bitte den Hauptgrund)

Diese Freundin ist überempfindlich, hat gerade Stress

Hat es :
a. mit Ihnen zu tun ?
b. mit einer anderen Person oder anderen Leuten zu tun ?
c. mit der Situation (den Umständen oder Zufall) zu tun ?

Abbildung 12:
Auszug aus dem Internal Personal and Situational Attributions Questionnaire (Kinderman & Bentall, 1996). Autorisierte deutsche Übersetzung von S. Moritz

Evidenz dafür, dass sie mehr internale Attributionen bei positiven Ereignissen machen (Garety & Freeman, 1999), wie es die Selbstdienlichkeitstheorie vorhersagen würde. Außerdem finden sich in manchen Studien, dass Personen mit Wahn sowohl negative als auch positive Situationen eher externalisieren (Lincoln, Mehl, Exner, Lindenmeyer & Rief, 2010). Alternative oder ergänzende Erklärungen für die Auffälligkeiten im Attributionsstil könnten also sein, dass Personen mit akuter psychotischer Symptomatik aufgrund der neurokognitiven Funktionseinschränkungen mehr Schwierigkeiten haben, verschiedene Ursachenkontexte einzubeziehen. Darüber hinaus sprechen die Befunde zum Attributionsbias für einen hohen State-Anteil, da der Bias bei Personen mit subklinischer Symptomatik bisher nicht nachgewiesen werden konnte.

3.6.3 *Zusammenhang zwischen sozialer Kognition und Neurokognition*

Einerseits ist aus bisherigen Ausführungen deutlich geworden, dass Beeinträchtigungen in der sozialen Kognition allenfalls schwach mit neuropsychologischen Einschränkungen zusammenhängen (Bâ, Zanello, Varnier, Koellner & Merlo, 2008; van Hooren, Versmissen, Janssen, Myin-Germeys, à Campo et al., 2008). Nichts desto trotz bietet es sich an, soziale Kognition als potenziell vermittelnde Fähigkeit zwischen den neurokognitiven Fähigkeiten und dem sozialen und arbeitsbezogenem Funktionsniveau zu sehen. Diese Annahme konnte auch schon mehrfach bestätigt werden. Eine sehr überzeugende Studie von Bell et al. (2009) untersuchte Probanden mit schizophrenen Störungen, die an einem Arbeitsprogramm teilnahmen. Pfadanalysen zeigten direkte Effekte von Neurokognition auf das Funktionsniveau und indirekte Effekte, die über soziale Kognition und das subjektive „Wohlbefinden bei der Arbeit" vermittelt wurden. Der Befund legt nahe, dass Neurokognition einen Einfluss auf soziale Kognition haben könnte, und dass Einschränkungen in der sozialen Kognition zu geringerem sozialen Wohlbefinden bei der Arbeit führen, die wiederum eine schlechtere Arbeitsproduktivität bedingen.

Es wird davon ausgegangen, dass Soziale Kognition zwischen den neurokognitiven Fähigkeiten und dem sozialen und arbeitsbezogenem Funktionsniveau vermittelt

3.7 Neuropsychologische Befunde im Kontext neurobiologischer Störungsmodelle

Neuropsychologische Defizite, die sich bei der Mehrzahl schizophrener Patienten finden, können in Zusammenhang mit Abweichungen in Hirnstruktur- und -funktion verstanden werden. Für einen Überblick zu neurobiologischen Schizophreniemodellen siehe beispielsweise Arolt, Ohrmann und Rothermundt (2006) und Falkei (2008). Dabei kommt den in morphometrischen und funktionellen Bildgebungsstudien nachgewiesenen Struktur- und Funktionsänderungen in temporalen und frontalen Hirnregionen eine besondere Bedeutung zu (siehe 2.2.2). Die Verlaufs- und Profilcharakteristika von kognitiven Störungen bei der Mehrzahl schizophrenen Patienten (Störungen über viele kognitive Funktionsbereiche hinweg, schwerpunktmäßige Defizite im mnestischen und exekutiven Bereich, früher Beginn, relative Stabilität nach Erkrankungsbeginn) lassen sich gut in das Modell einer neuronalen Entwicklungsstörung integrieren (neurodevelopmental hypothesis of schizophrenia).

3.7.1 *Die neuronale Entwicklungshypothese*

Die neurobiologische Entwicklungshypothese geht davon aus, dass v. a. genetisch bedingte Störungen der Hirnentwicklung (z. B. Störungen der Migration von Nervenzellen) und der neurochemischer Systeme die Struk-

Die neuronale Entwicklungshypothese geht von einer v. a. genetisch bedingten Hirnentwicklungsstörung bei Schizophrenie aus

tur und Funktionsfähigkeit vulnerabler Hirnareale (z. B. des Hippocampus) beeinträchtigen. Dadurch werden diese anfälliger für prä-, peri- und postnatale Schädigungen des Gehirns, z. B. durch Mangelernährung im Uterus oder Sauerstoffmangel unter der Geburt. Die neuronale Fehlentwicklung zeigt sich in Risikopopulationen subklinisch bereits in Kindesalter in Störungen der motorischen, sensorischen und kognitiven Entwicklung, indem z. B. Entwicklungsschritte später erreicht werden oder die sprachliche und intellektuelle Entwicklung hinter den Erwartungen zurück bleibt. In der Pubertät kommt diese Hirnentwicklungsstörung und metabolische Imbalance erneut zum tragen, wenn weitere Hirnreifungsprozesse nicht regelhaft stattfinden (z. B. Pruning der Synapsen) und wenn vulnerbale Jugendliche und junge Erwachsene erhöhten kognitiven und sozialen Anforderungen (Stress) nicht gewachsen sind. Das führt bereits vor dem Ausbruch der Psychose (während der Prodromalphase oder auch bei Verwandten) zu kognitiven Leistungsminderungen und subklinischen psychopathologischen Auffälligkeiten, die vermutlich bei Vorliegen erhöhter Vulnerabilität und stärkerer Stressoren später in manifeste psychotische Symptome übergehen.

Störungen der Hirnentwicklung führen zu geringerer Anpassungsfähigkeit in stress- und anforderungsreichen Lebenssitutationen

In ihrer strengen Formulierung (Marenco & Weinberger, 2000) geht die neurobiologische Entwicklungshypothese davon aus, dass nach dem Einsetzen der Erkrankung (abgesehen von normalen Alterungsprozessen) keine bedeutsamen strukturellen Veränderungen des Gehirns mehr auftreten und grenzt sich damit von der neurodegenerativen Hypothese der Schizophrenie ab, die fortschreitende Substanz- und Funktionsverluste annimmt (DeLisi, 2008). Damit ist sie weniger gut geeignet, den Umstand zu erklären, dass auch im Erwachsenenalter noch eine zunehmende Volumenreduktion in bestimmten Hirnregionen nachgewiesen werden kann (DeLisi, 2008) und eine Subgruppe von Patienten in späteren Erkrankungsphasen eine schnelle Abnahme ihrer kognitiven Leistungsfähigkeit erfährt. Integrative Modelle (z. B. die Two-Hit-Hypothese oder Multiple-Hit-Hypothesen) (Keshavan, 1999) versuchen, eine Brücke zwischen entwicklungsbedingten und degenerativen Aspekten zu schlagen. Es wird davon ausgegangen, dass Hirnreifungs- und Entwicklungsschritte, aber auch die neurochemische Balance der Transmittersysteme durch die genetisch bedingte Vulnerabilität lebenslang anfällig bleiben und somit in kritischen Perioden (z. B. Pubertät) oder in Reaktion auf externe Noxen (z. B. Cannabismißbrauch, Stressoren) die erhöhte Gefahr von Fehlentwicklungen besteht, die zur Psychose führen können.

Neurodegenerative Modelle der Schizophrenie gehen von fortschreitenden Substanz- und Funktionsverlusten aus

3.7.2 Neuropsychologische Modelle der Schizophrenie

Das neuropsychologische Modell der Schizophrenie von Gray and Hemsley (zum Beispiel Gray, Feldon, Rawlins, Hemsley & Smith, 1991) versucht, die Gemeinsamkeit zwischen den verschiedenen kognitiven Auffälligkeiten bei schizophren Erkrankten zu identifizieren. Ihrem Konzept nach besteht das entscheidende kognitive Defizit bei akut erkrankten schizophrenen Patienten darin, dass früher wahrgenommene und im Gedächtnis gespeicherte Regelmäßigkeiten der Umgebung einem mangelnden Einfluss auf die aktuelle Wahrnehmungs- und Handlungskontrolle ausüben. Übereinstimmungen lassen sich hier zum Konzept der kognitiven Dysmetrie finden, das von Andreasen (1999) in die Diskussion eingebracht wurde. Sie geht von einer gestörten Koordination von Handlungs- und Denksequenzen aus, was vielfältige kognitive Beeinträchtigungen schizophrener Patienten erklären könnte und auch mit neurobiologischen Befunden (Störungen in rückkoppelnden Regelkreisen zwischen frontalem Kortex, Thalamus, Striatum und Kleinhirn) vereinbar scheint.

Möglicherweise ist es aber gar nicht sinnvoll, nach *einer* zugrundeliegenden kognitiven Funktionsstörung oder einem pathophysiologischen Mechanismus zu suchen, der alle auftretenden kognitiven Funktionsdefizite bei schizophren erkrankten Personen erklären kann. Angesichts der Heterogeneität des klinischen Erscheinungsbildes, der Verlaufsformen und der Schwergrade sind bei verschiedenen Personen möglicherweise verschiedene sensorische und kognitive Prozesse und Funktionen in unterschiedlichem Ausmaß beeinträchtigt.

3.8 Neuropsychologische Befunde im Kontext von Vulnerabilitäts-Stress-Modellen

3.8.1 Klassische Vulnerabilitäts-Stress-Modelle

Traditionelle Vulnerabilitäts-Stress Modelle gehen davon aus, dass es bei vulnerablen Personen mit neuro-kognitiven Beeinträchtigungen schneller als bei Gesunden zum Überschreiten einer Verarbeitungsschwelle komme und dadurch zum Zusammenbruch von Funktionen und zum Ausbruch von Symptomen

Ein tradtionelles Erklärungsmodell für Schizophrenie ist das Diathese-Stress-Modell, das ursprünglich von Zubin und Spring (1977) entwickelt wurde. Dieses Modell nimmt an, dass ein großer Teil der an Schizophrenie erkrankten Personen ähnliche Vulnerabilitätsindikatoren als stabile Merkmale aufweist. Diese würden überwiegend genetisch übermittelt und/oder perinatal erworben. Zu diesen Indikatoren zählten vor allem Dysfunktionen der sozialen Wahrnehmung, suboptimale kognitive Leistungen beim Kurzzeit- und Arbeitsgedächtnis, beim Langzeitgedächtnis, bei der Sprachflüssigkeit und beim Problemlöseverhalten sowie gestörte Filterfunktionen mit Defiziten der selektiven Aufmerksamkeit. Die auf mehreren Ebenen verringerte Informationsverarbeitungskapazität bringe das Individuum bei komplexen Aufgaben an seine Grenzen. Mit der Überschreitung der Verarbeitungsschwelle komme es dann zum Zusammenbruch der Funktionen und zum Auftreten von Symptomen. Dies geschehe beispielsweise, weil die selektive Auswahl der Informationen aus einer Situation nicht mehr gelingt und Wahrnehmungs- und Aufmerksamkeitsfunktionen durch eine unbegrenzte Zahl nicht mehr zu verarbeitender Eindrücke überwältigt würden. Dahinter steckt die Annahme, dass die in Netzwerken verschiedener neuronaler Verbindungen des Gehirns repräsentierten Algorithmen nur noch unzureichend in der Lage sind, die verfügbare Information sinnvoll zu integrieren oder sie in zielgerichtete Aktion umzusetzen. Unterbrochene, gehemmte oder überaktive Verbindungen führen dann zu den vielfältigen Dysfunktionen in der Psychose. Aus diesem Modell wird die Notwendigkeit abgeleitet, Bewältigungsverhalten gezielt zu fördern, und die Stressbelastung zu reduzieren.

Das heuristische Modell der Nuechterlein-Arbeitsgruppe (Nuechterlein et al., 1994) beschreibt die komplexe Interaktion verschiedener Faktoren sowie Rückkopplungsprozesse noch detaillierter und bietet spezifischere Ansatzpunkte für therapeutische Interventionen. Die Autoren gehen davon aus, dass prädisponierende Faktoren für die Entwicklung einer Schizophrenie in dopaminergen Dysfunktionen, reduzierten Informationsverarbeitungsressourcen, Hyperreaktivität und schizotypen Merkmalen bestehen. Diese Vulnerabilitätsfaktoren interagierten mit belastenden psychosozialen Faktoren wie beispielsweise einem ungünstigen Familienklima, belastenden Lebensereignissen und übermäßiger sozialer Stimulierung. Durch diese Interaktion entstünde eine Überlastung der Verarbeitungskapazität, autonome Hypererregung und eine beeinträchtigte Verarbeitung sozialer Stimuli. Diese Überlastung und ihre Korrelate auf der Verhaltensebene erhöhten wiederum das Ausmaß belastender Stressoren in der Umwelt, indem sie für Störungen in der unmittelbaren sozialen und familiären Umgebung des Individuums sorgten. Durch diese Feedbackschleife werde die Überlastung der Verarbeitungskapazität, die autonome Hypererregung sowie die beeinträchtigte Verarbeitung sozialer Stimuli immer weiter verstärkt. Der Teufelskreis wiederhole sich bis zum Auftreten psychotischer Symptome, wenn er nicht durch schützende Faktoren, wie Coping, Medikation, effektive Problemlösefertigkeiten, soziale Unterstützung und psycho-soziale Interventionen verhindert oder abgeschwächt werde.

In den Weiterentwicklungen der Vulnerabilitäts-Stress-Modelle wird die moderierende Wirkung von Sozialer Kognition als Schnittstelle zwischen Neurokognition, Negativsymptomatik und Funktionsniveau integriert

Neuere Weiterentwicklungen der Nuechterlein-Arbeitsgruppe berücksichtigen den Befund, dass Informationsverarbeitungsdefizite stärker mit Negativ- als mit Positivsymptomatik zusammenhängen und integrieren zudem die inzwischen besser erforschten Zusammenhänge zwischen neurokognitiven Defiziten und der Beeinträchtigung in verschiedenen Funktionsbereichen sowie die mediierende Wirkung von sozialer Kognition an der Schnittstelle zwischen Neurokognition, Negativsymptomatik und Funktionsniveau. Diese Modellvorstellungen sind in Abbildung 13 dargestellt. Kritisch ist allerdings zu sehen, dass für die angenommene Wirkung von antipsychotischer Medikation auf Neurokognition bisher keine befriedigenden Wirksamkeitsnachweise vorliegen (siehe Abschnitt 5.2.1). Auch der von den Autoren als „stark“ eingestufte therapeutische Effekt von atypischer antipsychotischer Medikation auf die Negativsymptomatik lässt sich durch die bestehenden Wirksamkeitsstudien nicht halten (Keefe et al., 1999; Kirkpatrick, Fenton, Carpenter & Marder, 2006).

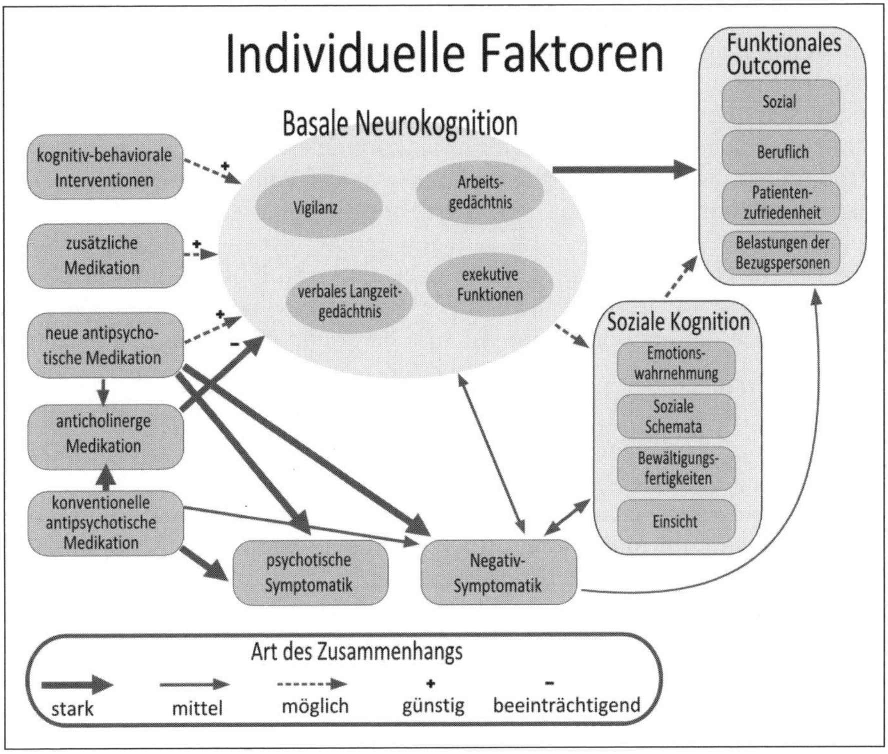

Abbildung 13:
Vulnerabilitäts-Stress-Modell. Deutsche Übersetzung in Anlehnung an die Abbildung aus Green und Nuechterlein, 1999

3.8.2 Kognitiv-behaviorale Erklärungsmodelle

Kognitiv-behaviorale Weiterentwicklungen der Vulnerabilitäts-Stress-Modelle zielen vor allem auf die Erklärung schizophrener Positivsymptomatik ab und ziehen Selbstkonzepte und dysfunktionale Schemata als zusätzlich relevante Vulnerabilitätsfaktoren hinzu. Im Entstehungsprozess wird die Rolle von kognitiven Verzerrungen und sozialer Kognition betont, für die zum Teil sehr viel spezifischere Assoziationen zu Wahn nachgewiesen wurden (siehe Abschnitt 3.6). Stellvertretend für diese Modellvorstellungen, die von verschiedenen Autoren vorgelegt wurden (Beck & Rector, 2003; Bentall et al., 2001; Garety, Kuipers, Fowler, Freeman & Bebbington, 2001) wird in Auszügen das Modell von Garety und Kollegen vorgestellt (siehe Abbildung 14).

Die Autoren gehen davon aus, dass frühe negative Erfahrungen zu einer kognitiven Prädisposition führen, die durch negative Schemata in Bezug auf das Selbst und die Welt charakterisiert ist. Ein bestimmtes Ereignis löse dann bei einer vulnerablen Person eine Störung kognitiver Prozesse aus. Dies geschehe entweder durch die Schwächung des Einflusses gespeicherter Informationen auf die aktuelle Wahrnehmung, die dann zu mehrdeutigem, unstrukturierten sensorischen Input führt oder durch Schwierigkeiten in der Wahrnehmung von eigenen Intentionen und Aktionen, die als von Außerhalb kommend angesehen werden. Hierdurch komme es zu anomalen bewussten Erfahrungen (z. B. erhöhte Wahrnehmungssensitivität, Wahrnehmung von Zusammenhängen zwischen verschiedenen Ereignissen, Gedankenrasen, Gedankenausbreitung), die – für sich genommen – noch nicht als psychotische Ereignisse beschrieben werden, aber eine emotionale Reaktion auslösen, die ihrerseits wiederum die weitere Verarbeitung beeinflussen. Darüber hinaus lösten die anomalen Ereignisse eine Suche nach Erklärungen ihrer Ursache aus, die dann zu wahnhaften Überzeugungen führe. Insbesondere in diesem Stadium wird den Verzerrungen in der Informationsverarbeitung (z. B. externalisierende Attribution, voreiliges Schlussfolgern) eine zentrale Rolle zugeschrieben.

In kognitiven Modellen wird postuliert, dass es zu einer Suche nach Erklärungen für anomale Erfahrungen komme. Die Prozesse, die auf diese Suche einwirken, seien maßgebend für die Entstehung von Wahn

Die Autoren gehen davon aus, dass dieselben kognitiven Stile, die an der Entstehung beteiligt sind, ebenfalls zur Aufrechterhaltung der Symptomatik beitragen. Als solche werden „voreiliges Schlussfolgern", „einseitige Informationsaufnahme", „externalisierender Attributionsstil" und ein „mangelndes Verständnis sozialer Situationen" aufgeführt. Die negativen emotionalen Zustände führten zu Rückzugs- und Sicherheitsverhalten, die wiederum korrigierende Erfahrungen behinderten.

Für die Aufrechterhaltung werden neben den Denkverzerrungen auch negative Selbstkonzepte und soziale Isolation als entscheidend angesehen

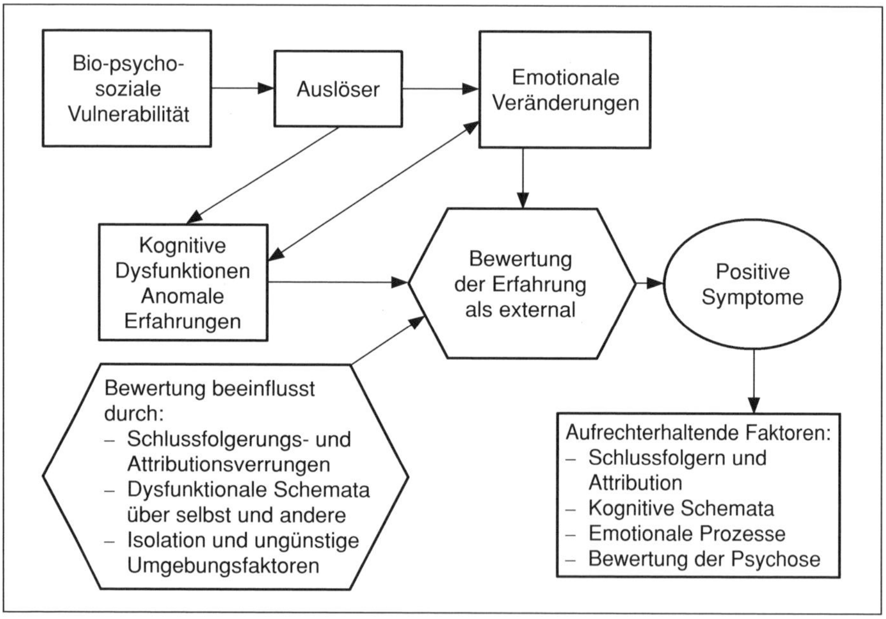

Abbildung 14:
Das kognitive Modell für positive Symptome der Schizophrenie (nach Kuipers et al., 2006)

4 Praktisches Vorgehen in der Diagnostik

4.1 Klinische Diagnostik

4.1.1 Aufgaben und Fragestellungen

Die Diagnostik soll Aufschluss über relevante Faktoren auf verschiedenen Problemebenen geben

Da es sich bei Schizophrenie um eine multifaktoriell bedingte Störung handelt, sollte die Diagnostik Aufschluss über relevante Faktoren auf verschiedenen Problemebenen geben (z. B. Psychopathologische Symptomatik, kognitive Defizite, psychosoziale Stressoren, Funktionsniveau). Hierfür bieten die in Abschnitt 3.8 vorgestellten Vulnerabilitäts-Stress-Modelle sowie die neueren kognitiven Modelle eine hilfreiche Ausgangsbasis. Aus den diagnostizierten Problembereichen lassen sich anschließend sinnvolle Interventionen ableiten. Auch für klinische Neuropsychologen ist es dabei wertvoll, eine Einschätzung über die Relevanz *verschiedener* Problembereiche zu bekommen, um im individuellen Fall den Stellenwert neuropsychologischer Störungen und neuropsychologischer Interventionsansätze für den Gesamtbehandlungserfolg einschätzen oder die Rehabilitation besser planen zu können. Deshalb sind im folgenden zunächst auch klinisch-psychologische diagnostische Schritte und Verfahren aufgeführt, die in der Regel nicht von klinischen Neuropsycholen (selbst) durchgeführt werden, wobei darauf geachtet wurde, einen neuropsychologischen Bezug – wo möglich – herzustellen. Eine vollständigere Übersicht über diagnostische Verfahren findet sich bei sich bei Bischoff et al. (2008) sowie bei Maß (2010).

Leitfragen für die individuelle klinische Diagnostik bei Personen mit Schizophrenie

- Was sind die für den Patienten relevanten Probleme, Einschränkungen und Symptome?
- Welche Einschränkungen und Symptome stehen im Zusammenhang mit dem sozialen und beruflichen Funktionsniveau?
- Welche Lebensereignisse, Stressoren und Lebensumstände könnten an der Entstehung und Aufrechterhaltung der Probleme beteiligt sein?
- Welche dysfunktionalen Annahmen (z. B. über die eigene Person, andere Menschen oder auf die eigenen Symptome) könnten relevant sein?
- Wie ist der Verlauf der bisherigen Krankheitsgeschichte? Welche Bewältigungsversuche waren erfolgreich oder nicht erfolgreich?
- Welche Ressourcen sind vorhanden und können für die Bewältigung genutzt werden?
- Welche Kompetenzdefizite könnten relevant sein (z. B. Problemlösefertigkeiten, soziale Kompetenzdefizite)?

Neben der Diagnose selbst sollten in der Diagnostik also auch die relevanten Probleme und Symptome identifiziert und Faktoren, die an der Entstehung und Aufrechterhaltung der Probleme beteiligt sind, erfasst werden. Diese Bereiche umfassen auch die vom Patienten erlebte soziale Unterstützung, die Wohn- und Arbeitssituation, belastende Lebensereignisse, die bisherige Krankheitsgeschichte, Erfolg oder Misserfolg bisheriger Bewältigungsversuche, eine Einschätzung vorhandener Kompetenzen sowie das Ausmaß kognitiver Defizite (siehe dazu ausführlich Abschnitt 4.2).

Patienten mit Schizophrenie können in der Regel zuverlässig über ihre erlebten Symptome Auskunft geben. Deshalb können auch Selbstbeurteilungsverfahren zum Einsatz kommen

In der Regel handelt es sich bei der Erfassung von Schizophrenie-Symptomen um Fremdbeurteilungsverfahren, bei denen geschulte Beobachter die Skalen ausfüllen. Dies wird damit begründet, dass Patienten mit Schizophrenie sich durch eine realitätsferne Wahrnehmung und Bewertung der eigenen Person und der Umwelt auszeichnen und deshalb nicht zuverlässig Auskunft über ihre Symptome geben können. Dem ist entgegenzuhalten, dass selbst bei Wahn eine recht hohe Übereinstimmung zwischen Selbst- und Fremdratings gefunden werden kann (Lincoln, Ziegler, Lüllmann, Müller & Rief, 2010). Im Folgenden sind deshalb auch Selbstratingverfahren aufgeführt. Die Auflistung stellt lediglich eine sehr kleine Auswahl dar mit einem Schwerpunkt auf Symptomerfassung sowie Verfahren, die evtl. ergänzend für klinische Neuropsychologen von Interesse sein könnten.

4.1.2 Instrumente

4.1.2.1 Diagnoseerstellung

Für die Diagnosestellung der Schizophrenie kann auf ein strukturiertes Interview wie das *Strukturierte Klinische Interview für DSM-IV* (SKID; Wittchen, Wunderlich, Gruschwitz & Zaudig, 1997) zurückgegriffen werden.

4.1.2.2 Symptomerfassung

Brief Psychiatric Rating Scale (BPRS; Overall & Gorham, 1962; deutsch: CIPS 2005). Die BPRS ist ein zeitökonomisches Standardinstrument, bei der auf der Basis eines freien Interviews der Patient hinsichtlich 18 Items 7-stufig beurteilt wird. Diese werden durch die fünf Faktoren Angst/Depression, Anergie, Denkstörung und Aktivierung sowie Feindseligkeit/Misstrauen abgebildet. Die BPRS eignet sich vor allem für die Beurteilung des Therapieverlaufs. Als Therapieerfolg wird dabei die Reduktion des Summenwertes um etwa 20–40 % gewertet. Für diese Skala liegen normative Vergleichsdaten vor. Als Nachteil kann gewertet werden, dass aufgrund der geringen Itemanzahl nur eine relativ globale Einschätzung möglich ist.

Positive and Negative Syndrome Scale (PANSS; Kay, Fiszbein & Opler, 1987). Die PANSS ist ein Fremdbeurteilungsverfahren, das in sieben Items zur Bewertung der Positivsymptomatik, sieben Items zur Bewertung der

Negativsymptomatik und 16 Items zur Beurteilung der allgemeinen Psychopathologie eingeteilt ist. Die Items werden anhand eines Interviews und zusätzlicher Informationen durch nahe Kontaktpersonen hinsichtlich ihrer Intensität und Frequenz eingeschätzt, wobei für jede Abstufung eine eigene Definition vorliegt. Die Durchführung des Interviewgesprächs erfolgt anhand eines strukturierten Interviewleitfadens (SCI-PANSS). Als Kriterium für Therapieerfolg wird häufig eine Verbesserung des Gesamtscores um ca. 20 % festgesetzt. Die Durchführungsdauer liegt bei etwa 40 Minuten. Eine Schulung ist vor der Durchführung unbedingt notwendig. Informationen zu Training und Zertifizierung finden sich unter www.panss.org.

Scale of Prodromal Symptoms (SOPS) (Miller et al., 1999). Die SOPS sowie das dazugehörige Strukturierte Interview für Prodromalsymptome (Miller et al., 2003) dienen der Erkennung und Quantifizierung prodromaler Symptome. Der Aufbau der SOPS orientiert sich an der PANSS, wobei der Fokus stärker auf mittleren Ausprägungsgraden liegt. Die insgesamt 19 Items der SOPS, deren Einschätzung 7-stufig von nicht vorhanden bis extrem ausgeprägt erfolgt, werden den Kategorien positive, negative, desorganisierte und allgemeine Symptome zugeordnet.

Psychotic Symptom Rating Scales (PSYRATS) (Haddock, McCarron, Tarrier & Faragher, 1999). Die PSYRATS ist ein Interview-basiertes Fremdbeurteilungsverfahren zur differenzierten Erfassung von Wahn und Halluzinationen. Neben der kategorialen Angabe, ob das Symptom vorhanden ist oder nicht erfolgen dimensionale Erfassungen über den Schweregrad des Symptomes. Die Skala bietet sich vor allem zur Verlaufsbeschreibung an, zum Beispiel im Rahmen kognitiver oder medikamentöser Interventionen, die auf eine Reduktion von Wahn und Halluzinationen abzielen. Die PSYRATS liegt in autorisierter deutscher Übersetzung von Jelinek et al. (2006) vor.

Eppendorfer Schizophrenie Inventar (ESI; Andresen & Maß, 2001): Das ESI besteht aus 40 Items, die sich auf vier faktorenanalytisch gestützte Skalen (Aufmerksamkeits- und Sprachbeeinträchtigung, Beziehungsideen, Akustische Unsicherheit, Wahrnehmungsabweichung) sowie die Kontrollskala Offenheit verteilen. Der ESI liegt sowohl als normierte Standardversion (Beurteilungszeitraum: die letzten vier Wochen) vor, als auch in einer Kurzversion für die Verlaufsbeschreibung (Beurteilungszeitraum: die letzten sieben Tage).

Beck Cognitive Insight Scale (BCIS, deutsche Version: Mass, Lincoln & Wolf, in press). Die BCIS erfasst die sogenenannte *kognitive Einsicht* und zielt dabei auf Denkstile, die eine Person befähigen, eigene Standpunkte zu hinterfragen sowie eigene Irrtümer oder abweichende Standpunkte anderer Personen in Betracht zu ziehen. Dieses Konstrukt, dass Objektivierung, Relativierung, Korrigierbarkeit und angemessenes Schlussfolgern beinhaltet, hat trotz Verwendung des *Insight-Begriffs* eine stärkere konzeptuelle Nähe zu den in Abschnitt 3.6 geschilderten Denkverzerrungen als zu dem klassischen Konzept der Krankheitseinsicht, für die es jedoch als notwendige Voraussetzung gesehen werden kann.

Als Selbstratingverfahren zur Erfassung von Wahnideen, auch im subklinischen Bereich oder bei Patienten mit anderen psychischen Störungen, kann die deutsche Version des *Peters et al. Delusions Inventory* (PDI-G; Lincoln, Keller & Rief, 2009) eingesetzt werden. Das PDI wurde entwickelt, um wahnhaftes Denken in der Normalbevölkerung mehrdimensional zu erfassen. Es umfasst 40 Items, die unter anderem Kontrollwahn, Fehlinterpretationen, Referenzideen, Verfolgungswahn, Größenwahn, Beeinflussungswahn, Schuldwahn, hypochondrischen Wahn sowie Gedankenlesen und Gedankeneingabe erfassen. Neben der dichotomen Antwortmöglichkeit „Ja" oder „Nein" in Zustimmung oder Ablehnung der Aussage, wird der angenommenen Multidimensionalität von Wahnvorstellungen Rechnung getragen, indem der Proband bejahte Items entlang der Dimensionen Besorgnis, zeitliche Beschäftigung mit der Thematik und Überzeugungsstärke einschätzen soll. Aufgrund der dimensionalen Struktur ist das PDI gut für die Evaluation von Interventionen geeignet, die auf Wahn abzielen. Tabelle 4 gibt einen kurzen Überblick über die geschilderten Instrumente und deren Indikationsbereich.

Tabelle 4:
Überblick über Verfahren für die klinische Diagnostik bei schizophrenen Störungen

Verfahren	Indikationsbereich
Strukturierte Klinische Interview für DSM-IV, SKID (Wittchen et al., 1997)	Fremdbeurteilungsverfahren zur Erstellung der Diagnose
Brief-Psychiatric Rating Scale (BPRS, (BPRS: Overall & Gorham, 1962; deutsch: CIPS 2005)	Fremdbeurteilungverfahren zur Erfassung der globalen Psychopathologie
Positive and Negative Syndrome Scale; (PANSS; Kay et al., 1987)	Fremdbeurteilungsverfahren zur Bewertung von Positiv- und Negativsymptomatik und allgemeiner Psychopathologie
Psychotic Symptom Rating Scales PSYRATS (Haddock et al., 1999)	Die PSYRATS ist ein Interview-basiertes Fremdbeurteilungsverfahren zur differenzierte Erfassung von Wahn und Halluzinationen
Scale of Prodromal Symptoms (SOPS) (Miller et al., 2003; Miller et al., 1999)	Die SOPS dient der Erkennung und Quantifizierung prodromaler Symptome und ist Teil des Strukturierten Interviews für Prodromalsymptome.
Eppendorfer Schizophrenie Inventar (ESI; Andresen & Maß, 2001)	Selbstbeurteilung von Aufmerksamkeits- und Sprachbeeinträchtigung, Beziehungsideen, Akustische Unsicherheit, Wahrnehmungsabweichung
Beck Cognitive Insight Scale (BCIS) (Mass et al., in press)	Selbstbeurteilung von kognitiver Flexibilität
Peters et al. Delusions Inventory (PDI-G) (PDI-G; Lincoln et al., 2009)	Dimensionale Selbstbeurteilung von Wahn

4.2 Neuropsychologische Diagnostik

4.2.1 Aufgaben und Fragestellungen

Wie aus den vorangegangenen Darstellungen ersichtlich ist, sind kognitive Leistungsstörungen ein häufiges Merkmal bei Personen mit schizophrenen Störungen. Das Ausmaß der Leistungsminderungen hat einen deutlichen Einfluss darauf, wie Patienten ihre selbständige Lebensführung meistern können. Die kognitive Leistungsfähigkeit bestimmt auch mit, wie Patienten von bestimmten Behandlungsangeboten, beispielsweise psychoedukativen, kognitiv-behavioralen oder berufsbezogenen Angeboten, profitieren können. Gleichzeitig bestehen aber zwischen den einzelnen Patienten große Unterschiede im Ausmaß und auch im Profil der Funktionseinschränkungen. Daher ist eine Erfassung des individuellen kognitiven Leistungsstatus für die Planung und Ausgestaltung von Behandlungsangeboten von großer Bedeutung.

Für die Behandlungsplanung ist eine Erfassung des individuellen kognitiven Leistungsstatus erforderlich

Leitfragen für die individuelle neuropsychologische Diagnostik bei Personen mit Schizophrenie

- In welchen Funktionsbereichen bestehen bei diesem Patienten Einschränkungen der kognitiven Leistungsfähigkeit?
- Passen die vorliegenden neuropsychologischen Leistungsstörungen und die sonstige Symptomatik zur Schizophrenieerkrankung oder muss differenzialdiagnostisch eine andere Erkrankung (z. B. Tumor oder entzündliche Erkrankung des Gehirns) erst ausgeschlossen werden?
- Wo liegen individuelle Stärken, die eventuell auch zur Kompensation von Defiziten eingesetzt werden können?
- Ist die vorhandene kognitive Leistungsfähigkeit (insbesondere die verbale Lernfähigkeit) ausreichend, um von geplanten Rehabilitationsangeboten, z. B. von einer psychoedukativen Gruppe, profitieren zu können?
- Ist die Leistungsfähigkeit ausreichend, um die aktuellen und zukünftigen Lebenspläne zu bewältigen, z. B. Bildungsabschlüsse zu erreichen oder im erlernten Beruf zu arbeiten?
- Ergeben sich Hinweise auf eine Gefährdung der Verkehrssicherheit oder der Fähigkeit zur Maschinenführung durch residuale kognitive Leistungsstörungen oder Medikamentennebenwirkungen?

Die neuropsychologische Testuntersuchung sollte nicht nur ein Defizitprofil liefern, sondern auch mit der für andere Behandlungselemente relevanten Frage verbunden sein: Welche Unterstützung braucht der Patient zum Ausgleich seiner kognitiven Defizite? Können Bedingungen geschaffen werden, in denen diese Person mit ihren vorhandenen kognitiven und emotional-motivationalen Ressourcen selbständig leben kann, vor Überforderung und weiteren Stressoren geschützt ist und doch an möglichst vielen Lebensbereichen teilhaben kann?

4.2.2 Untersuchungsplanung

Bei Erstmanifestation einer schizophrenen Psychose sollte eine neuropsychologische Untersuchung nach klinischer Stabilisierung erfolgen

Da die kognitiven Leistungen bei Personen mit Schizophrenie meist vom Zeitpunkt der Ersterkrankung an relativ stabil bleiben, ist vor allem eine einmalige Untersuchung bei der *ersten* Behandlung einer schizophrenen Störung notwendig. Jeder Patient mit der Diagnose einer schizophrenen Störung sollte daher bei der Erstmanifestation an einer ausführlichen neuropsychologische Untersuchung teilnehmen, die sich an oben aufgeführten Leitfragen orientiert (siehe Kasten oben). Eine neuropsychologische Testung (mindestens der Aufmerksamkeits-, Gedächtnis-, und der exekutiven Funktionen) wird als Zusatzuntersuchung inzwischen im Sinne von Good Clinical Practice auch von der S3-Leitlinie der AWMF gefordert (DGPPN, 2005). Untersuchungen bei eventueller erneuter Hospitalisierung sind nur notwendig, wenn zum Beispiel neue Entscheidungen über Rehabilitationsschritte getroffen werden müssen, für die Ergebnisse der ersten Untersuchung nicht ausreichend ausführlich sind. Mehrmalige Testwiederholungen führen eher zu einer Überschätzung von Verbesserungen, denn die meisten neuropsychologischen Testverfahren weisen erhebliche Lern- und Übungseffekte auf (siehe auch Abschnitt 3.2).

Damit akute psychotische Symptome die Leistungseinschätzung nicht verzerren, ist es günstig, die neuropsychologische Untersuchung nach einer ersten Phase der klinischen und medikamentösen Stabilisierung durchzuführen, frühestens 3 Wochen nach Beginn der medikamentösen Behandlung. Am besten sollte die Testuntersuchung nach weitgehender Remission der akuten psychotischen Symptomatik stattfinden, wenn Entscheidungen über die weitere Behandlungsplanung und Lebensführung anstehen.

In der Regel wird die strukturierte und klare Anforderungssituation der Testuntersuchung von Patienten mit Schizophrenie nicht als belastend erlebt. Trotzdem sollte bei der Untersuchungsplanung Rücksicht auf die eingeschränkte Daueraufmerksamkeitsleistung von Personen mit Schizophrenie genommen werden und eine Untersuchungszeit von 1½ Stunden am Stück nicht überschritten werden. Die Untersuchung sollte- wie jede Leistungsprüfung- in einem ruhigen Raum mit möglichst wenig akustischen oder visuellen Ablenkungen stattfinden.

4.2.3 Untersuchungsverfahren

Im Folgenden sind diejenigen kognitiven Funktionsbereiche aufgelistet, in denen bei ausführlicher Untersuchung eine Prüfung des Leistungsniveaus erfolgen sollte. Die dargestellten Testverfahren werden im deutschsprachigen Raum häufig verwendet, prüfen in einem mittleren Schwierigkeitsniveau und verfügen über Erwachsenennormen. Eine ausführliche neuropsychologische Untersuchung nimmt mindestens zwei Stunden Testzeit und nochmals ca. eine Stunde für Auswertung und Interpretation in Anspruch und ist daher eine zeit- und personalintensive Angelegenheit. Unter dem Abschnitt 4.2.4 wird daher eine verkürzte Testbatterie vorgestellt, die innerhalb kürzerer Untersuchungszeit einen Überblick über die wichtigsten Funktionsbereiche ermöglicht, aber nicht zur Beantwortung aller Fragestellungen ausreichend ist.

4.2.3.1 Allgemeines Intelligenzniveau

Eine Einschätzung relativer Stärken und Schwächen im kognitiven Leistungsprofil ist nur bei Kenntnis des allgemeinen intellektuellen Leistungsniveaus möglich. Dabei kann das prämorbide intellektuelle Niveau zunächst durch Erfragung des Bildungshintergrundes (Schulabschluss, elterliche Schul- und Bildungsabschlüsse) eingeschätzt werden. Weitere Hinweise auf das prämorbide intellektuelle Niveau, das vor allem durch Sozialisations- und Bildungseinflüsse geprägt ist, liefern Testverfahren, die Wortschatz und Wissensbestände erfassen, z. B. die Untertests *Wortschatztest* und *Allgemeines Wissen* aus dem Wechsler Intelligenztest für Erwachsene (WIE). Dieser hat neben seiner weiten Verbreitung den Vorteil aktueller Normen über einen großen Alters- und Fähigkeitsbereich. Sollen spezifischer Facetten des aktuellen intellektuellen Leistungsvermögens untersucht werden, empfehlen sich weitere Untertests aus dem WIE oder aus dem Intelligenz-Struktur-Test (I-S-T 2000-R) (Liepmann, Beauducel, Brocke & Amthauer 2007). Letzterer hat zwar ebenfalls eine Normierung für einen großen Altersbereich, differenziert aber wegen seiner vorrangigen Ausrichtung auf die Eignungsdiagnostik vor allem im mittleren und oberen Bereich und kann daher bei Personen mit stärkeren Einschränkungen zu Bodeneffekten und zu einer Unterschätzung des Leistungsvermögens führen.

Eine Einschätzung des prämorbiden kristallinen Intelligenzniveaus ist mit Wortschatz- und Wissenstests möglich

Eine Erfassung verschiedener Facetten der Intelligenz ist mit dem WIE oder dem I-S-T 2000-R möglich

4.2.3.2 Verarbeitungsgeschwindigkeit

Die basale Verarbeitungsgeschwindigkeit lässt sich mit Aufgaben überprüfen, die relativ einfache und automatische Kodierungs- und Reaktionsanforderungen stellen. Mit geringem zeitlichem Aufwand ist das z. B. mit dem Trail Making Test (TMT, Teil A) möglich oder mit den Untertests *Farbwörter lesen* und *Farbstriche benennen* aus dem Farbe-Wort-Interferenztest (FWIT). Insbesondere die Leistungen im *Zahlen-Symbol-Test* (WIE) sind bei Personen mit Schizophrenie deutlich beeinträchtigt (siehe 3.1.2) und liefern somit einen Hinweis auf reduzierte Verarbeitungsgeschwindigkeit und -genauigkeit. Ebenfalls als Ausdruck der Verarbeitungsgeschwindigkeit (in diesem Fall bei der lexikalischen oder semantischen Suche im Wortspeicher) können Leistungen in Wortproduktionstests, z. B. im Regensburger Wortflüssigkeits-Test (RWT) (Aschenbrenner, Tucha & Lange, 2000) gewertet werden, die aber auch exekutiven Funktionen zugeordnet werden können.

Die basale Verarbeitungsgeschwindigkeit kann mit dem Zahlen-Symbol-Test erfasst werden

Exkurs zur neuropsychologischen Beurteilung kraftfahrspezifischer Leistungen bei Schizophrenie

Im Zustand einer akuten psychotischen Episode ist bei Patienten mit schizophrenen Störungen keine Fahrtüchtigkeit gegeben. Nach Remission der akuten psychotischen Symptome ist das Führen eines PKWs (in der Regel allerdings nicht von LKWs oder Fahrzeugen zur Personenbeförderung) wieder möglich, wenn nicht residuale kognitive Störungen oder Medikamentennebenwirkungen dem entgegenstehen. Bei Antipsychotika ist bisher keine pauschale Aussage darüber möglich, mit welchen Auswirkungen auf die Fahrtüchtigkeit gerechnet werden muß. Daher ist bei Personen mit remittierter schizophrener Störung jeweils eine individuelle Beurteilung des Einzelfalles unter stabiler Medikation (steady-state) notwendig. Hinweise auf eine Einschränkung der Fahrtüchtigkeit sind aus neuropsychologischer Sicht dann gegeben, wenn die attentionalen und kognitiven Leistungen in folgenden Funktionsbereichen eingeschränkt sind:

- Beobachtungsfähigkeit/Wahrnehmungsfähigkeit bzw. Überblicksgewinnung
- Konzentrationsfähigkeit
- Reaktionsvermögen
- Belastbarkeit
- Aufmerksamkeit
- Intelligenz (mnestische Funktionen sind nicht Gegenstand der Leistungsanforderungen gemäß Begutachtungsleitlinien zur Kraftfahrereignung)

Als Bezugswert für die normative Einordnung der Testergebnisse im Kontext der Fahrtüchtigkeit gelten dabei die testspezifischen, *nicht altersbezogenen* Normleistungen gesunder Probanden (PR > 16). Sollte die informelle Überprüfung der Fahrtüchtigkeit Einschränkungen in den genannten Leistungsbereichen ergeben, müssen Ärzte und Therapeuten ihre Patienten darüber aufklären, dass durch residuale neuropsychologische Defizite oder Medikamentennebenwirkungen eine Gefährdung der Verkehrssicherheit besteht.

Für die formelle verkehrspsychologische Begutachtung kraftfahrspezifischer Leistungen müssen geeignete, objektive Testverfahren eingesetzt werden. Eine Übersicht zu den in den deutschen Bundesländern von den Aufsichtsbehörden anerkannten Testsystemen wird im Kommentar zu den Begutachtungsleitlinien zur Kraftfahrereignung gegeben (Schubert, Schneider, Eisenmenger & Stephan, 2005). Eine Darstellung des Vorgehens bei der neuropsychologischen Beurteilung der Verkehrstauglichkeit bei psychischen Störungen findet sich beispielsweise bei Brunnauer et al. (2004).

4.2.3.3 Aufmerksamkeit/Vigilanz

Untersuchungen von Vigilanzeinschränkungen sind sie für die Individualdiagnostik von untergeordneter Bedeutung. Die psychometrischen Tests, für die geeigneten Normen vorhanden sind, nutzen sehr einfache, extrem monotone Reizbedingungen, z. B. der Untertest *Vigilanztest* aus der computergestützten Testbatterie zur Aufmerksamkeitsprüfung (TAP) (Zimmermann & Fimm, 2007). Hierbei kommen die speziellen Schwierigkeiten von Personen mit Schizophrenie, die insbesondere bei komplexen, degradierten oder zusätzlichen exekutiven Anforderungen auftreten (siehe Abschnitt 3.1.2), nicht zum Ausdruck. Tests mit einfachen, monotonen Anforderungen spiegeln auch nur bedingt die Vigilanzanforderungen des Alltags wieder und gelten daher als wenig ökologisch valide. Zudem nimmt diese Vigilanzprüfung alleine 30 min. in Anspruch, ist also auch unter Aspekten der Testökonomie fragwürdig. Insgesamt sollte eine formale Vigilanzprüfung in der Einzelfallbeurteilung daher nur durchgeführt werden, wenn Anlass und Ressourcen für eine ausführliche Untersuchung vorhanden sind. Das könnte z. B. vor Aufnahme einer beruflichen Tätigkeit mit hohen Vigilanzanforderungen (ohnehin eher wenig geeignet für Personen mit Schizophrenie) oder zur Beurteilung der Fahrtauglichkeit der Fall sein, wenn Beobachtungen in der Testsituation oder in anderen Anforderungssituationen einen deutlichen Aufmerksamkeitsabfall über die Zeit ergeben haben.

Die Aufmerksamkeitsprüfung sollte Aufgaben zur selektiven und geteilten Aufmerksamkeit umfassen

Für die neuropsychologische Beurteilung der Fahrtauglichkeit sind Aufmerksamkeit und Reaktionsvermögen entscheidend. Es existieren spezielle Richtlinien zur Testauswahl

Für die ausführlichere Beurteilung von komplexen Aufmerksamkeitskomponenten sollte eher die selektive und geteilte Aufmerksamkeit untersucht werden, da hier eine engere Korrespondenz zwischen Test- und Alltagsanforderungen besteht. Zur Prüfung der selektiven Aufmerksamkeit (Konzentration) eignen sich z. B. die Interferenzbedingung des Farbe-Wort-Interferenztests oder der Test d2-R (Brickenkamp, Schmidt-Atzert & Liepmann, 2010); die geteilte Aufmerksamkeit kann mit dem gleichnamigen Untertest aus der TAP geprüft werden. Komplexe Aufmerksamkeitsleistungen haben immer auch exekutive Komponenten, die besonders bei Anforderungen an die Flexibilität der Aufmerksamkeitszuwendung deutlich werden und z. B. mit dem Teil B des Trail-Making Tests (TMT) oder mit dem Untertest *Flexibilität* (in früherer Version *Aufmerksamkeitswechsel*) aus der TAP geprüft werden können, die beide einen Wechsel des Aufmerksamkeitsfokus erfordern.

4.2.3.4 Arbeitsgedächtnis

Eine einfache und schnelle Überprüfung der Kurzzeitgedächtnisspanne und der Fähigkeit, Material im Kurzzeitgedächtnis zu manipulieren (Arbeitsgedächtnis), ist mit den auditiven und visuell-räumlichen Kurzzeitgedächtnistests der WMS-R möglich. In den verbalen Untertests *Zahlenspanne vorwärts und rückwärts* müssen Ziffernfolgen vorwärts oder rückwärts nachgesprochen werden. In den Untertests *Blockspanne vorwärts und rückwärts* wird auf einem kleinen Brett mit acht Klötzchen eine visuo-räumliche Abfolge getippt, die vom Probanden vorwärts bzw. rückwärts reproduziert werden soll. Zur Arbeitsgedächtnisprüfung kann weiterhin der Untertest *Arbeitsgedächtnis* aus der computergestützten Aufmerksamkeitstestbatterie TAP eingesetzt werden. Hier wird zusätzlich zur Fähigkeit, Material kurzfristig im Speicher zu halten, auch die Kontrolle des Informationsflusses (monitoring) und die kontrollierte Erneuerung (update) der Inhalte des Kurzzeitspeichers untersucht. Die Aufgabe ist eine Variante des in der experimentellen kognitiven Psychologie häufig zur Arbeitsgedächtnisprüfung verwendeten two-back-Paradigmas: Die Probanden beobachten eine Abfolge einstelliger Ziffern, die einzeln auf dem Bildschirm präsentiert werden, und reagieren jeweils mit Tastendruck, wenn eine Ziffer gleich der vorletzten Ziffer ist.

4.2.3.5 Episodisches Langzeitgedächtnis

Jede neuropsychologische Untersuchung bei Schizophrenie sollte eine Überprüfung des verbalen Langzeitgedächtnisses beinhalten

Episodische Langzeitgedächtnisleistungen sind der am deutlichsten beeinträchtigte kognitive Leistungsbereich bei Personen mit Schizophrenie. Es gibt Patienten, die stärkere verbale Merkfähigkeitsstörungen und solche, die stärkere visuelle Gedächtnisdefizite aufweisen. Diese differenzielle Beeinträchtigungen können durchaus von Bedeutung für die weitere Rehabilitationsplanung sein. Insbesondere verbale Lerndefizite behindern Patienten beim Erwerb von alltags- oder berufsbezogenem Wissen und Fertigkeiten und hängen daher mit dem Funktionsstatus im Alltag zusammen. Die verbale Lern- und Merkfähigkeit beeinflusst auch mit, wie Patienten von Rehabilitationsangeboten profitieren können (siehe Abschnitt 3.5). Sie sollte daher in jeder neuropsychologischen Testuntersuchung mit überprüft werden. Das ist am besten mit der deutschen Variante des international in der Schizophrenieforschung weitverbreiteten California Verbal Learning Tests (CVLT) (Niemann, Sturm, Thöne-Otto & Willmes-von-Hinckeldey, 2008) möglich. Die Probanden sollen hierbei 16 Wörter aus vier semantischen Kategorien in fünf Durchgängen erlernen und nach verschiedenen Zeitabständen, mit und ohne Vorgabe von Hinweisreizen reproduzieren. Der Test generiert eine Vielzahl von Kennwerten, die eine qualitative Erfassung der Lern- und Abrufprozesse ermöglichen. Das ist vorteilhaft für eine genaue Analyse, aber sehr zeitaufwändig in Durchführung und Auswertung. Für eine Abschätzung des Niveaus des verbalen Lernvermögens ist daher häufig die Lernsumme über die fünf Lerndurchgänge ausreichend. Alternativ kann das verbale Lernvermögen mit der deutschen Version des Rey Auditory Verbal Learning Tests (AVLT), dem Verbalen Lern- und Merkfähigkeitstest (VLMT) (Helmstaedter, Lendt & Lux, 2001), erfasst werden, bei dem 15 semantisch nicht assoziierte Wörter gelernt werden müssen. Für beide verbale Lerntests liegen vorteilhafterweise auch Parallelformen vor.

Das episodische verbale Gedächtnis für komplexe semantische zusammenhängende Informationen kann mit dem Untertest *Logisches Gedächtnis* aus dem Wechsler Gedächtnistest (WMS-R) (Härting et al., 2000) erfasst werden, bei dem zwei kurze auditiv vorgegebene Prosapassagen sofort und nach 30-minütiger Verzögerung reproduziert werden müssen. Diese Form der Gedächtnisüberprüfung ist weniger zeitaufwändig als die Durchführung von Lerntests. Verbale Lerntests sollten vor allem dann eingesetzt werden, wenn Entscheidungen über weitere Bildungs- oder Rehabilitationsschritte anstehen, die den Erwerb neuer Wissensinhalte und Kompetenzen erfordern und daher das Lernvermögen von Patienten besonders beanspruchen.

Vor neuen Bildungs- und Rehabilitationsangeboten sollte die Lernfähigkeit mit einem verbalen Lerntest überprüft werden

Obwohl in Gruppenuntersuchungen von Personen mit Schizophrenie vor allem das verbale Lernen und Gedächtnis immer wieder als besonders beeinträchtigt heraussticht und mit psychosozialen Funktionsmaßen korreliert, gibt es immer wieder Patienten, bei denen eher Lernen und Speicherung visueller Inhalte beeinträchtigt sind. Für andere kann der visuelle Gedächtnisbereich dagegen eher eine relative Stärke darstellen, auf den man bei Kompensationsbemühungen mit bildlichen Einspeicherstrategien Bezug

Tabelle 5:
Vorschlag für eine ausführliche neuropsychologische Testuntersuchung bei schizophrenen Störungen (Untersuchungsdauer ca. 120 min.)

Funktionsbereich	Testverfahren
Globales Intelligenzniveau	Allgemeines Wissen und Gemeinsamkeitenfinden (WIE)
Verarbeitungsgeschwindigkeit	Zahlen-Symbol-Test (WIE)
Aufmerksamkeit	Trail Making Test[a] oder Farbe-Wort-Interferenztest[b] oder d2 oder Untertests aus der TAP
Arbeitsgedächtnis	Zahlennachsprechen vorwärts/rückwärts aus der WMS-R oder Arbeitsgedächtnis aus der TAP
Verbales Lernen/Gedächtnis	Logisches Gedächtnis I und II aus der WMS-R oder CVLT
Visuelles Lernen/Gedächtnis	Visuelle Reproduktion I und II aus der WMS-R oder RCFT
Exekutive Funktionen	Mosaiktest (WIE)[c], Wisconsin Card Sorting Test Verhaltensbeobachtung

Anmerkungen: WIE: Wechsler Intelligenztest für Erwachsene, TAP: Testbatterie zur Aufmerksamkeitsprüfung, WMS-R: Wechsler Gedächtnistest, CVLT: California Verbal Learning Test (deutlich höherer Zeitbedarf als WMS-R Subtests), RCFT: Rey Complex Figure Test (deutlich höherer Zeitbedarf als WMS-R Subtests)
[a] Leistungen im Teil B des TMT spiegeln auch exekutives Funktionsniveau (kognitive Umstellfähigkeit) wider, [b] Leistungen in der Interferenzbedingung spiegeln auch exekutives Funktionsniveau (Interferenzkontrolle, Inhibition automatischer Reaktionen) wider, [c] Leistungen im Mosaiktest können auch dem fluiden Intelligenzniveau zugeordnet werden
Für weitere Testverfahren zur neuropsychologischen Funktionsprüfung bei schizophrenen Störungen siehe Empfehlungen des Arbeitskreises *Neuropsychologie in der Psychiatrie* der Deutschen Gesellschaft für Neuropsychologie (GNP): http://www.gnp.de/arbeitskreise/aknppsychiatrie/empfohleneverfahren/index.php

nehmen kann. Eine ausführliche neuropsychologische Untersuchung sollte daher neben einem verbalen auch ein visuelles Gedächtnisprüfverfahren enthalten. Hierfür kann der Untertest *Visuelle Reproduktion* aus der WMS-R verwendet werden, bei dem die Probanden vier einfache visuelle Designs aus dem Gedächtnis nachzeichnen müssen. Der Test ist schnell und einfach zu handhaben, allerdings treten bei mittlerem bis hohem Leistungsniveau Deckeneffekte auf. Er ist also eher geeignet, ausgeprägte visuelle Gedächtnisdefizite zu identifizieren und wird leichtere Einschränkungen eher unterschätzen. Eine Alternative – allerdings verbunden mit höherem Zeitaufwand für Durchführung und Auswertung – bietet der Rey-Osterrieth Complex Figure Test (RCFT) (Meyers & Meyers, 1995). Hier muß eine komplexe visuelle Vorlage zunächst mit allen Details abgezeichnet und dann aus dem Gedächtnis nach kurzer Zeit (3 min.) und nach 30 min. reproduziert werden.

4.2.3.6 Exekutive Funktionen

Für den sehr heterogenen Bereich exekutiver Funktionen liegt bisher keine befriedigende deutschsprachige Standardtestbatterie mit nationalen Normen vor. Einzelne Aspekte exekutiver Funktionen können mit vorhandenen Einzeltests erfasst werden. Konzeptbildung auf Basis von Rückmeldungen und kognitive Flexibilität können mit dem Wisconsin Card Sorting Test (WCST) überprüft werden. Allerdings sind die Leistungen in diesem Test auch durch Intelligenz und Arbeitsgedächtnis der Probanden beeinflusst, dürfen also nur unter gleichzeitiger Beachtung des Intelligenzniveaus und der Arbeitsgedächtnisleistungen beurteilt werden. Exekutive Aspekte der Aufmerksamkeitsausrichtung und -teilung werden bei einigen komplexen Aufmerksamkeitstests mit erfasst (siehe Abschnitt 4.2.3.3).

Zur Erfassung des schlussfolgernden Denkens und Problemlösens eignen sich Untertests aus gebräuchlichen und gut normierten Intelligenztestverfahren, z. B. der Untertest *Mosaiktest* aus dem WIE oder der Untertest *Zahlenreihen* aus dem I-S-T 2000-R. Strategische Problemlösefähigkeiten können mit der deutschsprachigen Version des Turm von London erfasst werden, für den Standardisierung und nationale Normierung vorliegen (Tucha & Lange, 2004).

Zur Beurteilung des exekutiven Funktionsniveaus im Alltag sollten Verhaltensbeobachtungen und Verhaltensanalysen mit einbezogen werden

Alle standardisierten exekutiven Funktionstests weisen das Problem auf, dass einerseits aus Minderleistungen kaum eine Schlussfolgerung auf den gestörten kognitiven Teilprozess gezogen werden kann, da üblicherweise zahlreiche Teilfunktionen (Arbeitsgedächtnis, intellektuelle Leistungsfähigkeit, Aufmerksamkeitslenkung etc.) zur Gesamtleistung beitragen. Andererseits kann (anders als z. B. bei verbalen Gedächtnisleistungen) aus defizitären exekutiven Teilleistungen kaum eine Vorhersage für das Funktionieren im Alltag getroffen werden. Exekutive Funktionsstörungen können für Patienten mit schizophrenen Störungen im Alltag extrem hinderlich und anhaltend störend sein. Jedoch lassen sie sich aus der Testleistung in einem oder mehreren exekutiven Funktionstests nur sehr unbefriedigend vorhersagen. Daher wird man für die Planung von Therapie- und Rehabilitationsmaßnahmen in den meisten Fällen eher auf Verhaltensbeobachtung und -analyse im Alltag zurückgreifen.

4.2.4 Kurzscreening

Eine minimale Testbatterie sollte Verarbeitungsgeschwindigkeit, Arbeitsgedächtnis und verbales Lernvermögen untersuchen

Eine minimale Testbatterie sollte neben einer Abschätzung des intellektuellen Leistungsvermögens wenigstens eine Erfassung derjenigen kognitiven Funktionsbereiche ermöglichen, die bei Personen mit Schizophrenie am häufigsten eingeschränkt sind und deren Einschränkung sich am deutlichsten auf das psychosoziale Funktionsniveau auswirkt. Es sollten also Verarbeitungsgeschwindigkeit, Arbeitsgedächtnisleistungen und verbales Lernvermögen untersucht werden. Insgesamt sollten bei knappen zeitlichen und personellen Ressourcen lieber wenige, dafür aber gut standardisierte und gut normierte Test eingesetzt werden, als auf psychometrisch fragwürdige Screeningverfahren auszuweichen. Der klinische Eindruck allein oder der Selbstbericht des Klienten sind kein Ersatz für die psychometrische Erfassung kognitiver Leistungsdefizite, da sie wenig spezifische Übereinstimmung mit objektiven Testleistungen aufweisen (Medalia & Lim, 2004; Prouteau et al., 2004).

Tabelle 6:
Vorschlag für eine verkürzteTestbatterie (Durchführungszeit ca. 60 min.)

Funktionsbereich	Testverfahren
Abschätzung des Intelligenzniveaus	Allgemeines Wissen und Mosaiktest aus dem WIE
Verarbeitungsgeschwindigkeit	Zahlen-Symboltest aus dem WIE
Arbeitsgedächtnis	Zahlennachsprechen vorwärts/rückwärts aus der WMS-R
Verbales Lernen/Gedächtnis	Logisches Gedächtnis I und II aus der WMS-R

Anmerkung: WIE: Wechsler Intelligenztest für Erwachsene, WMS-R: Wechsler Gedächtnistest

4.2.5 Internationale Vereinheitlichung von neuropsychologischer Testdiagnostik

Die MATRICS-Initiative bemüht sich um eine einheitliche kognitive Testbatterie für multizentrische Studien

Um neue medikamentöse Behandlungsmethoden, die speziell auf eine Verbesserung der kognitiven Leistungsfähigkeit abzielen, besser überprüfen zu können, wurde eine Initiative des amerikanischen National Intitutes of Mental Health (NIMH) gegründet: Measurement and Treatment Research to Improve Cognition in Schizophrenia (MATRICS). Eines der primären Ziele der Initiative war es zunächst, kognitive Funktionsbereiche zu identifizierten, die in besonderer Weise von der Erkrankung beeinträchtigt werden (Nuechterlein et al., 2004) und dann eine einheitliche Konsensus-Testbatterie zu entwickeln, die Status und Verbesserungen in diesen Funktionsbereichen reliabel und valide abbilden kann. Eine einheitliche Testbatterie erleichtert es, die Überprüfung von pharmakologischen und psychosozialen Behandlungsmethoden, die auf eine Besserung der kognitiven Leistungsfähigkeit abzielen, in verschiedenen Zentren durchzuführen. Diese Testbatterie hat inzwischen ihre endgültige Auswahl erfahren und ist als Batterie an einer großen Stichprobe von Patienten mit Schizophrenie und gesunden Personen validiert und genormt worden (Kern et al., 2008; Nuechterlein et al., 2008) (http://www.matricsinc.org). Ihre Durchführung nimmt etwa eine Stunde in Anspruch. Die konkreten Testverfahren sind in Deutschland großteils ungebräuchlich, ähneln aber hier verwendeten Testverfahren (siehe Tabelle 7). Inzwischen sind in vielen Ländern Übersetzungen dieser Testbatterie und nationale Normen entwickelt worden (siehe http://www.matrics.ucla.edu/matrics-ct/home.html). Es ist zu vermuten, dass nach Abschluss der nationalen Normierung die einheitliche MATRICS-Testbatterie auch im deutschsprachigen Raum den neuropsychologischen Diagnostikstandard für multizentrische Behandlungsstudien bilden wird.

Tabelle 7:
MATRICS Consensus Cognitive Battery (MCCB) der Initiative zur Vereinheitlichung von Instrumenten zur kognitiven Leistungsmessung bei Schizophrenie

Funktionsbereich	Testverfahren
Verarbeitungsgeschwindigkeit	• Trail Making Test, Teil A • Zahlen-Symbol-Test[1] • Wortflüssigkeit, Tiere (1 min.)
Aufmerksamkeit/Vigilanz	• Continuous Performance Test, Identical Pairs[2]
Verbales Lernen/Gedächtnis	• Hopkins Verbal Learning Test-Revised (immediate recall)[3]
Visuelles Lernen/Gedächtnis	• Brief Visuospatial Memory Test-Revised[4]
Verbales Arbeitsgedächtnis	• Letter-Number-Span Test[5]
Visuelles Arbeitsgedächtnis	• WMS-R, Blockspanne
Schlussfolgern und Problemlösen	• Labyrinth-Test aus der Neuropsychological Assessment Battery (NAB)[6]
Soziale Kognition	• Mayer Salovey Caruso Emotional Intelligence Test, Managing Emotions[7]

Anmerkungen: [1] Aus der Brief Assessment of Cognition in Schizophrenia-Testbatterie (BACS), vergleichbar dem Untertest aus dem Wechsler Intelligenztest für Erwachsene, [2] siehe Abschnitt 3.1.2, [3] Erlernen einer Wortliste mit 12 Wörtern aus drei Kategorien in drei Durchgängen, [4] Reproduktion von 6 geometrischen Formen, [5] Wiedergabe von auditorisch dargebotenen Buchstaben und Zahlensequenzen, [6] Sieben Labyrinthaufgaben mit ansteigendem Schwierigkeitsgrad und Zeitmessung, [7] Multiple-Choice-Test zur Erfassung von Emotionsregulationsstrategien

5 Behandlung neuropsychologischer Defizite

Die Behandlung schizophrener Störungen erfolgt heute mit multimodalen Behandlungsansätzen, die neben einer antipsychotischen Medikation mit Neuroleptika auch unterschiedliche psychologische und psychosoziale Behandlungsstrategien einschließen. Die Behandlung sollte auf die jeweilige Erkrankungsphase (Akut- vs. Stabilisierungs- vs. Remissionsphase) abgestimmt sein und sowohl den Betroffenen und sein soziales Umfeld als auch verschiedene Behandlungsinstitutionen und nicht-professionelle Hilfesysteme einbeziehen (DGPPN, 2005). Eine ausführliche Darstellung dieser allgemeinen Behandlungsansätze bei Schizophrenie würde den Rahmen des vorliegenden Büchleins völlig sprengen. Dafür sei beispielsweise auf die Arbeiten von Leucht (2007) und Lincoln (2006) verwiesen. Im Folgenden soll daher nur kurz auf pharmakologische und psychotherapeutische Behandlungsansätze zur Reduktion der psychopathologischen Symptomatik und der Rückfall- und Rehospitalisierungsrate eingegangen werden (siehe Abschnitt 5.1). Ausführlicher werden anschließend pharmakologische und psychologische Behandlungsansätze unter dem Aspekt beleuchtet, in wie weit sie zur Verbesserung kognitiver Leistungen bei Personen mit Schizophrenie eingesetzt werden können und im Hinblick darauf, wie sich erzielte Verbesserungen der kognitiven Leistungsfähigkeit auf die psychopathologische Symptomatik und das psychosoziale Funktionsniveau auswirken (siehe Abschnitt 5.2).

Eine multimodale Behandlung kombiniert medikamentöse und psychsosoziale Behandlungsstrategien

5.1 Therapieansätze zur Reduktion von Symptomatik und Rückfallrate

5.1.1 Psychopharmakologische Behandlung

Mit Psychopharmaka aus der Gruppe der Neuroleptika (auch Antipsychotika) stehen seit den 50er Jahren potente pharmakologische Mittel zur Behandlung schizophrener und anderer psychotischer Störungen zur Verfügung. Eine adäquate antipsychotische Medikation, die individuell nach Verträglichkeit und Phasenmerkmalen abgestimmt ist, ist daher ein wichtiger Bestandteil der Behandlung akut schizophren erkrankter Patienten, der meist an erster Stelle steht. Nach erfolgreicher Symptomremission sollte die Langzeitbehandlung, wenn möglich mit demselben Präparat, in reduzierter Dosis weitergeführt werden. Je nach Häufigkeit von Rezidiven wird eine stabile Langzeitmedikation zunächst über 2–5 Jahre, bei gehäuften Rückfällen ggf. auch darüber hinaus empfohlen.

Die antipsychotische Medikation sollte individuell nach Verträglichkeit und Phasenmerkmalen abgestimmt sein

Die antipsychotische Wirkung von Neuroleptika beruht vor allem auf der Blockade von postsynaptischen Dopaminrezeptoren (D2-Typ). Jedoch zeigen Bindungsstudien, dass insbesondere neuere (atypische) Neuroleptika auch mit anderen Rezeptortypen interagieren.

Bei konventionellen Antipsychotika können als Nebenwirkung Bewegungsstörungen (Dyskinesien) auftreten

Neuroleptika rufen neben der angestrebten antipsychotischen Wirkung auch unerwünschte Nebenwirkungen hervor. Gerade bei konventionellen (typischen) Antipsychotika kann es durch Interaktion mit der dopaminergen Übertragung im extrapyramidal-motorischen System zu Bewegungsstörungen kommen, die sich entweder sofort (Frühdyskinesien) oder erst nach längerer Medikationsdauer (Spätdyskinesien) bemerkbar machen. Durch zusätzliche Gabe von Anticholinergika können diese Nebenwirkungen eingedämmt werden. Atypische Neuroleptika zeigen eine geringere dopaminerge Wirkung und rufen daher auch seltener extrapyramidale Störungen hervor. Durch Interaktion mit anderen Transmittersystemen kann es jedoch zu anderen Nebenwirkungen kommen, die zu vegetativen und hormonellen Störungen, zu Allergien und Veränderungen in Blutbild und Leberwerten führen. Die Bereitschaft, atypische Neuroleptika über einen längeren Zeitraum einzunehmen (Compliance), wird trotz guter allgemeiner Verträglichkeit bei jungen Patienten besonders durch die häufig einhergehende Gewichtszunahme und Libidoverlust reduziert.

Antipsychotika wirken stärker auf die Positiv- als auf die Negativsymptomatik

Insgesamt wirken die verfügbaren typischen und atypischen Antipsychotika vor allem auf die Positivsymptomatik, weniger auf Negativsymptomatik, kognitive Störungen (siehe hierzu ausführlich Abschnitt 5.2.1) oder komplexere Erfolgsmaße wie das psychosoziale Funktionsniveau. Eine Metaanalyse von Leucht, Arbter, Engel, Kissling und Davis (2009) fand eine moderate mittlere Effektstärke von $d = 0.51$ für die Verbesserung über alle psychopathologischen Symptombereiche bei atypischen Antipsychotika im Vergleich mit Placebo (ES $d = 0.48$ für Positivsymptomatik und $d = 0.39$ für Negativsymptomatik). Insgesamt wurde in dieser aktuellen Metaanalyse ein Trend zu abnehmenden Effektstärken in jüngeren methodisch rigorosen Studien deutlich sowie ein Publikationsbias zugunsten von Studien mit positiven Therapieergebnissen und mit geringen Nebenwirkungsraten gegenüber Placebo.

Unter Bezugnahme auf die vorliegende empirische Evidenz sehen die Leitlinien für die Pharmakotherapie der Schizophrenie bei der Behandlung der akuten schizophrenen Episode atypische Antipsychotika vor, die bei vergleichbarer Wirksamkeit weniger extrapyramidal-motorischen Störungen mit sich bringen als konventionelle Antipsychotika (Empfehlungsgrad A der S3-Leitlinien). Die Entscheidung, welches Antipsychotikum für welchen Patienten am besten geeignet ist, wird aber auch von pragmatischen Kriterien geleitet, die besonders die Vorerfahrungen bei früheren Episoden einbeziehen und die Vermeidung von Nebenwirkungen in den Mittelpunkt stellen, aber auch Präferenzen des Patienten, die Applikationsform und Kostengesichtspunkte berücksichtigen. Wenn der Patient konventionelle Antipsychotika bevorzugt und gut toleriert, wird in erster Linie die Verschreibung von Haloperidol, Flupentixol, Fluphenazin oder Perazin empfohlen.

Grundsätzlich wird bei der Behandlung schizophren Erkrankter die Monotherapie mit *einem* konventionellen oder atypischen Neuroleptikum empfohlen, um Nebenwirkungen zu reduzieren und die ohnehin schwierige Medikamentencompliance zu erhöhen. Sollte mit einem Präparat in der empfohlenen Dosierung nach 2–4 Wochen keine ausreichende Wirkung v. a. auf die Positivsymptomatik feststellbar sein, wird eine Umstellung auf ein anderes Präparat (ein anderes Atypikum oder Clozapin) empfohlen. Allerdings zeigt ein nicht unerheblicher Prozentsatz (20–30 %) der akut an Schizophrenie erkrankten Personen auch beim zweiten oder dritten Antipsychotikapräparat keine ausreichende Reduktion der psychotischen Symptomatik. Daher werden verschiedene Augmentierungsstrategien empfohlen. Am häufigsten wird eine bessere Symptomreduktion durch Kombination verschiedener Antipsychotika, durch Zugabe von Benzodiazepinen, Stimmungsstabilisierern, Antidepressiva oder Betablockern oder durch eine zusätzliche Elektrokrampftherapie (Ultima ratio) angestrebt. Für den Einsatz all dieser Strategien liegen Cochrane-Reviews (http://www2.cochrane.org/reviews/) vor. Insgesamt ist jedoch die Evidenzlage für den zusätzlichen Nutzen der einzelnen Augementierungsstrategien gegenüber einer Monotherapie immer noch beschränkt, so dass Augmentierungen generell als das Mittel der zweiten Wahl gelten und eindeutig auf die Zielsymptomatik ausgerichtet sein sollten (z. B. zusätzliche Gabe eines Antidepressivums bei starker Depressivität).

Es existieren verschiedene Augmentierungsstrategien bei Non-Response

Die empirische Evidenzlage für den zusätzlichen Nutzen der Augmentierung ist beschränkt

5.1.2 Psychologische Behandlung

Die umfassendsten und bisher deutlichsten Wirksamkeitsnachweise für die kurz- und langfristige Reduktion von Rückfällen und schizophrener Symptomatik liegen für familien-therapeutische Ansätze und kognitiv-behaviorale Ansätze vor, weshalb auch diese Ansätze kurz vorgestellt werden.

5.1.2.1 Familienansätze

Familienansätze beinhalten Psychoedukation, Kommunikationstraining und Problemlösetraining

Familienansätze beinhalten in der Regel eine Kombination aus Psychoedukation, Kommunikationstraining und Problemlösetraining und richten sich an die Patienten und ihre Angehörigen (Hahlweg, Dürr, Dose & Müller, 2006), häufig im Anschluss an einen stationären Aufenthalt. Die Wirksamkeit von Familienansätzen im Hinblick auf Rückfälle und Rehospitalisierungen ist bereits in einer Reihe von Meta-Analysen und Übersichtsarbeiten belegt. Deutliche empirische Unterstützung gilt besonders solchen Ansätzen, die auch auf die Veränderung ungünstiger Kommunikationsmuster abzielen (Pilling et al., 2002). Aber auch für rein psychoedukativ ausgerichtete Familieninterventionen, die darauf ausgerichtet sind, das Krankheits-

Die Wirksamkeit von Familienansätzen im Hinblick auf Rückfälle und Rehospitalisierungen ist gut belegt

verständnis und den selbstverantwortlichen Umgang mit der Krankheit zu fördern und Patienten und Angehörige bei der Krankheitsbewältigung zu unterstützen, liegen klare Wirksamkeitsnachweise vor (Lincoln, Wilhelm & Nestoriuc, 2007; Pitschel-Walz et al., 2006).

5.1.2.2 Kognitive Verhaltenstherapie

Zentraler Bestandteil von KVT ist die Einordnung von Symptomen in einen Kontext aus vorangehenden und nachfolgenden Gefühlen, Bewertungen und Verhaltensweisen

Entgegen anfänglicher Skepsis haben vorwiegend britische Forscher in den letzten 20 Jahren die Entwicklung kognitiv-behavioraler Therapie (KVT) für Wahn und Halluzinationen vorangetrieben. Bei KVT steht zunächst der Beziehungsaufbau und das Verständnis der Problematik des Patienten im Fokus. Ein zentraler Bestandteil der Therapie ist die Einordnung von Symptomen in einen Kontext aus vorangehenden und nachfolgenden Gefühlen, Bewertungen und Verhaltensweisen und die Erarbeitung von individuellen Erklärungsmodellen für die Probleme und Symptome. Zentrales therapeutisches Element sind kognitive Interventionen, die für die Umstrukturierung negativer Selbstkonzepte sowie zur Veränderung von wahnhaften Überzeugungen und dysfunktionaler Bewertungen von Krankheitssymptomen eingesetzt werden (Lincoln, 2006).

KVT kann über die medikamentöse Behandlung hinaus eine weitere Besserung der Symptomatik bewirken

Inzwischen liegen über 30 randomisierte klinische Studien zur Evaluation von KVT bei Schizophrenie vor, bei denen KVT als zusätzliche Intervention neben der Behandlung mit Neuroleptika durchgeführt wurde. Meta-analytische Integrationen dieser Studien deuten insgesamt darauf hin, dass KVT in Kombination mit medikamentöser Behandlung kurz- und langfristig eine stärkere Verbesserung der Symptomatik bewirkt als medikamentöse Behandlung allein. Die Effektgrößen liegen im kleinen bis mittleren Bereich (Lincoln, Suttner & Nestoriuc, 2008; Wykes, Steel, Everitt & Tarrier, 2008). Eine spezifische Wirksamkeit lässt sich am deutlichsten für die Reduktion von Positivsymptomatik nachweisen, liegt aber auch für die Bereiche Negativsymptomatik, Depression und Funktionsniveau vor. In Deutschland wird KVT in den Leitlinien der Deutschen Gesellschaft für Psychiatrie, Psychotherapie und Nervenheilkunde (DGPPN) für die Behandlung medikamentenresistenter Symptome aber auch als Frühintervention in der präpsychotischen Prodromalphase empfohlen.

5.2 Therapie von kognitiven Funktionsdefiziten

Neuropsychologische Defizite haben – unabhängig vom Verlauf der Positivsymptomatik – einen deutlichen Einfluss auf die Prognose für die psychosoziale Rehabilitation schizophren Erkrankter. Es erscheint daher gerechtfertigt und notwendig, kognitive Leistungsstörungen als einen besonderen Zielbereich der Behandlungsbemühungen zu definieren, der eigenständige Behandlungselemente und -techniken erfordert.

5.2.1 Pharmakologische Behandlung kognitiver Störungen

Bei einer Behandlung mit Neuroleptika bessern sich die kognitiven Defizite und auch die Negativsymptomatik schizophrener Patienten nicht in selbem Maße wie die Positivsymptomatik. Hier wird noch einmal die partielle Unabhängigkeit dieser verschiedenen Aspekte der Symptomatik deutlich. Die bisher unzureichende Ansprache kognitiver Defizite auf medikamentöse Behandlung stellt eine wichtige Begrenzung der Wirksamkeit antipsychotischer Medikamente dar und einen Motor für die Suche nach neuen Präparaten (siehe z. B. MATRICS-Initiative Marder & Fenton, 2004).

Behandlung mit konventionellen Antipsychotika führt zu geringfügigen Verbesserungen der kognitiven Leistungsfähigkeit

Bei einer Behandlung mit konventionellen (typischen) Neuroleptika konnten Meta-Analysen leichte Verbesserungen der kognitiven Leistungsfähigkeit nachweisen (mittlere ES d = 0.22, KI 0.10–0.34) (Mishara & Goldberg, 2004). Dabei wird die Wirkung einerseits durch leistungsmindernde Nebenwirkungen (Verlangsamung, Motivations- und Antriebsminderung) reduziert, aber vor allem durch die häufig notwendige anticholinerge Beimedikation zur Kontrolle extrapyramidaler Nebenwirkungen. Anticholinerg wirkende Substanzen (z. B. Scopolamin) führen auch bei gesunden Versuchspersonen zu schlechteren Lern- und Gedächtnisleistungen. Bei schizophrenen Patienten, die konventionelle Antipsychotika in hoher Dosierung und Anticholinergika einnehmen, können daher in Abhängigkeit von der anticholinergen Dosis Gedächtnisprobleme hervorgerufen oder verschärft werden.

Anticholinerg wirkende Substanzen können Lern- und Gedächtnisleistungen beeinträchtigen

Demgegenüber sprachen initiale Vergleichsstudien zunächst für größere kognitive Leistungsverbesserungen bei Einnahme atypischer Neuroleptika (second-generation antipsychotics, SGA) gegenüber der Behandlung mit konventionellen Neuroleptika (Woodward, Purdon, Meltzer & Zald, 2005). Allerdings lassen die Ergebnisse jüngerer, methodisch rigoroser Vergleichsstudien mit hohen Fallzahlen und mehrfachen Untersuchungspunkten diese Hoffnungen immer mehr schwinden. In der großangelegten CATIE-Studie (Clinical Antipsychotic Trials of Intervention Effectiveness) mit 57 Studienzentren und mehr als 800 Patienten wurde die Wirkung von drei atypischen (Olanzapin, Quetiapin, Risperidon) und einem konventionellen Neuroleptikum (Perphenazin) auf die kognitive Leistungsfähigkeit verglichen. Dabei ergaben sich kurzfristig (nach 2 Monaten) bei allen Präparaten geringfügige Verbesserungen der kognitiven Leistungsfähigkeit, aber keine Unterschiede zwischen Personen mit typischer und atypischer Neuroleptikabehandlung (Keefe et al., 2007). Langfristig, nach 18 Monaten, waren sogar größere Leistungssteigerungen nach Einnahme des konventionellen Neuroleptikums Perphenazin zu verzeichnen.

Atypika sind konventionellen Neuroleptika in der Wirkung auf kognitive Leistungen nicht grundsätzlich überlegen

Unklar ist bisher noch, ob die zusammenfassende Betrachtung von mehreren kognitiven Funktionsbereichen die differenzielle Wirkung bestimmter

Präparate auf einzelne Aspekte der kognitiven Leistungsfähigkeit überdeckt. So deuten z. B. einige Untersuchungen darauf hin, dass z. B. Quetiapin und Olanzapin eine spezifische Wirkung auf die Vigilanz und auf selektive Aufmerksamkeitsleistungen haben und anderen Atypika (z. B. Risperidon) hier überlegen sind (Woodward et al., 2005). Das verbale Langzeitgedächtnis verbesserte sich stärker unter Olanzapin und Risperidon als unter Chlozapin-Einnahme. Dagegen soll Clozapin besonders geeignet sein, um Arbeitsgedächtnisprobleme zu bessern. Bisher reicht jedoch die Datenlage nicht aus, um gezielte Anwendungsempfehlungen für spezifische Präparate bei spezifischen Leistungsdefiziten aussprechen zu können.

Einige Untersuchungen wecken Zweifel daran, ob die in Behandlungsstudien nachgewiesenen prä/post-Effekte überhaupt der Medikation zugeschrieben werden können. Da meist keine gesunden Kontrollen eingeschlossen werden, können Verbesserungen schlecht von Lerneffekten abgegrenzt werden. Eine der wenigen Studien, die auch gesunde Kontrollen einschloss und zweimal mit kognitiven Testverfahren untersuchte, konnte kaum einen spezifischen Medikationseffekt nachweisen; der Grossteil der Verbesserung war Lerneffekten zuzuschreiben und trat im fast identischen Ausmaß auch bei gesunden Personen zum zweiten Testzeitpunkt auf (ES = 0.36 vs. 0.34) (Goldberg et al., 2007).

Zur Besserung der kognitiven Leistungsfähigkeit werden derzeit neue pharmokologische Strategien erforscht

Insgesamt muss also davon ausgegangen werden, dass mit den heute verfügbaren Neuroleptika kein Durchbruch in der Behandlung der kognitiven Leistungsstörungen erzielt werden kann (Green, 2007). Möglicherweise werden neue pharmakologische Strategien, z. B. adjuvante Therapien mit cholinerg, serotonerg oder glutaminerg wirkenden Substanzen (Cognitive Enhancer) in Zukunft weitere Entwicklungen bringen (Gallety, 2009). Allerdings bleibt auch bei noch erfolgreicherer Behandlung das Problem bestehen, dass einige der kognitiven Leistungseinschränkungen bei Personen mit Schizophrenie schon seit der Kindheit und frühen Jugend bestehen (siehe Abschnitt zur intellektuellen Leistungsfähigkeit 3.1.3), den Erwerb von Wissensbeständen sowie von lebenspraktischen und interpersonellen Fertigkeiten also schon seit langem behindert haben. Es sind daher in jedem Fall ergänzende psychosoziale Interventionen notwendig, die den Erwerb neuer kognitiver und sozialer Fertigkeiten und deren Anwendung und Generalisierung im Alltag fördern.

Neuroleptika bessern kognitive Funktionen nur geringfügig

Von der medikamentösen Behandlung mit Neuroleptika ist nur eine geringfügige Verbesserung der kognitiven Leistungsfähigkeit zu erwarten. Es können atypische Neuroleptika eingesetzt werden oder mittelpotente typische Neuroleptika in optimaler Dosierung, die keine oder kaum anticholinerge Beimedikation erfordern.

5.2.2 *Kognitive Remediation*

5.2.2.1 Ansatzpunkte und Zielsetzungen

Therapeutische Angebote zur Behandlung kognitiver Störungen gehen von der Annahme aus, das eine verbesserte kognitive Leistungsfähigkeit sowohl die Informationsverarbeitung und Problemlösung bei sozialen und berufsbezogenen Aufgaben direkt verbessert, zum anderen auch die weitere Rehabilitation komplexer sozialer Fertigkeiten vorbereitet und ermöglicht.

Kognitive Remediation soll Patienten bessere Rollenerfüllung und mehr soziale Teilhabe ermöglichen

Ursprüngliche Hoffnungen, mit der Verringerung kognitiver Defizite auch direkt die krankheitsspezifische Vulnerabilität und somit die Wahrscheinlichkeit psychotischer Rückfälle zu reduzieren, konnten nicht aufrechterhalten werden. Heute zielen Ansätze zur Verbesserung der kognitiven Leistungsfähigkeit vor allem darauf ab, betroffenen Patienten mit Schizophrenie eine bessere Rollenerfüllung im Alltag und damit mehr soziale Teilhabe und Lebensqualität zu ermöglichen. Sie sind innerhalb einer phasenspezifischen Behandlungsplanung üblicherweise in der postakuten Stabilisierungsphase und in der Remissionsphase angesiedelt.

Die therapeutischen Angebote weisen sowohl hinsichtlich ihrer begrifflichen Bezeichnung als auch hinsichtlich der verwendeten Behandlungsmethoden eine große Heterogenität auf. Es finden sich einerseits Therapieansätze, die *direkt* durch Übung oder Vermittlung von Kompensationsstrategien die kognitive Leistungsfähigkeit steigern wollen. Für diese Ansätze lassen sich die Begriffe kognitives Training, kognitive Remediation, kognitive Rehabilitation oder neuropsychologische Therapie relativ synonym verwenden. Andererseits existieren auch Behandlungsansätze, die durch eine Gestaltung der Umwelt eher *indirekt* auf die kognitive Leistungsfähigkeit einwirken. Durch verbesserte Strukturierung der Umgebung und optimale Anregungsbedingungen sollen vorhandene kognitive Defizite kompensiert und dem Patienten seine individuell beste Leistungsfähigkeit ermöglicht werden.

5.2.2.2 Kognitive Funktionstrainings

Kognitive Trainingsprogramme für Personen mit Schizophrenie basieren häufig auf Techniken der Funktionsrestitution für kognitive Defizite, die bei der Rehabilitation von hirngeschädigten Patienten entwickelt wurden. Auf dem deutschsprachigen Markt stehen verschiedene Materialien für das übungsbasierte Training von kognitiven Funktionen zur Verfügung (siehe Tabelle 8), die entweder mit Papier und Bleistift-Materialien oder mit computergestützt dargebotenen Übungsserien arbeiten. Letztere haben den Vorteil eines adaptiven Vorgehens, das die nächste vorgegebene Übung an den bereits erreichten Schwierigkeitsgrad anpasst.

Kognitive Trainings zielen auf Restitution beeinträchtigter Funktionen durch Anregung und häufige Wiederholung ab

Tabelle 8:
Deutsprachige kognitiven Trainingsprogramme zur Behandlung neuropsychologischer Defizite bei schizophrenen Störungen

Name des Programms	Anwendungs-merkmale	Trainierte Funktionsbereiche	Exemplarische Studien zum Wirksamkeitsnachweis[1]
COGPACK® (Marker, 1999)	Computergestützt, adaptive Aufgabenfolge, standardisierte und individualisierte Übungsserien	Visuomotorik Aufmerksamkeit/Vigilanz Gedächtnis Sprache (Begriffe) Rechnerisches Denken Schlussfolgerndes Denken	(Geibel-Jakobs & Olbrich, 2003)
X-COG® (Dr. Trapp & Partner)	Computergestützt, adaptiv	Aufmerksamkeit Gedächtnis Problemlösen Visuomotorik	(Hasmann et al., 2004; Trapp et al., 2008)
RehaCom® (HASOMED)	Computergestützt, adaptiv	Aufmerksamkeit Gedächtnis(strategien) Exekutivfunktionen Visuomotorik Berufliche Rehabilitation	(An, Oh, Hyun & Yoo, 1997)
Kognitive Module des Integrierten Psychologischen Therapieprogramms (IPT) (Roder, Brenner & Kienzle, 2008)	Komplexes Gruppenprogramm, Module können auch individuell zugewiesen werden	Kognitive Differenzierung Soziale Wahrnehmung Verbale Kommunikatioon	Meta-Analyse (Roder, Mueller, Mueser & Brenner, 2006)

Anmerkung: [1] Die Evidenzstufen der hier aufgeführten Programme sind sehr unterschiedlich. Für einige existieren unkontrollierte Prä-Post-Studien, für andere mehrfach replizierte randomisierte kontrollierte klinische Studien.

Das Problem bei rein übungsbasierten Verfahren, die eine oder mehrere kognitive Funktionen anhand artifizieller Aufgaben trainieren, bleibt die mangelnde Übertragbarkeit auf konkrete und wechselnde Aufgabenstellungen im Alltag. Häufig werden sie zudem pauschal als „Paket" verordnet, ohne dass eine diagnostische Überprüfung der individuellen kognitiven Schwächen und Stärken erfolgt und Bezüge zu übergeordneten Rehabilitationszielen hergestellt werden.

5.2.2.3 Kompensationsbasierte Interventionen

Zur Verbesserung der kognitiven Leistungsfähigkeit im Alltag sollten individuelle Kompensationsstrategien vermittelt werden

Komplexere kognitive Remediationsprogramme verfolgen stärker individualisierte Ansätze und vermitteln auch übergeordnete kompensatorische Strategien, die anhand von Übungsmaterial, am besten aber auch im Alltag erprobt werden können. Hilfreiche kognitive Strategien, die Patienten vermittelt werden können, sind z. B. Merkstrategien für die Einspeicherung von neuen Lerninhalten wie Wiederholung, Visualisierung und semantische Elaborationsstrategien sowie Techniken der Selbstinstruktion, die sowohl exekutive Prozesse bei der Problemlösung als auch emotionale Regulation während schwieriger Aufgabenstellungen fördern können. Beispiele für strategie- und kompensationsorientierte Programme sind die Cognitive Remediation Therapy (CRT) von Wykes und Kollegen (z. B. Wykes et al., 2008) oder das NEAR-Programm (Neuropsychological Educational Approach to Cognitive Rehabilitation) von Medalia und Mitarbeitern (siehe für Überblick Medalia & Choi, 2009).

Noch größere Effekte lassen sich ersten Arbeiten zufolge durch Interventionen in der Umwelt des Patienten erzielen. Das Cognitive Adaptation Training (CAT)-Programm von Velligan et al. (2008) setzt rigoros und ausschließlich auf die Kompensation kognitiver und motivationaler Defizite durch individuelle externe Hilfsstrategien, z. B. Hinweisreize und Listen. Die jeweils gewählte Kompensationsstrategie orientiert sich dabei am Ausmaß exekutiver und motivationaler Defizite, die Patienten zeigen. Trainer besuchen dazu die Patienten auch in ihrer häuslichen und Arbeitsumgebung und suchen mit den Betroffenen nach pragmatischen, gut umsetzbaren Lösungen.

Durch Umgestaltung der Umgebung können kognitiv eingeschränkte Patienten größere Selbstständigkeit gewinnen

Tabelle 9:
Beispielhaftes Vorgehen im Cognitive Adaptation Training (CAT) bei individuellen Problemen im Alltag (nach Velligan et al., 2008)

	Problembereich und Ausgangsniveau	Spezifisches Problemverhalten	CAT Intervention
Äußere Erscheinung	Disinhibiertes Verhalten bei schlechtem exekutiven Funktionsniveau	Pat. trägt 3 Hemden übereinander und Kleidung, die nicht zur Witterung passt	Komplette Kleidungsausstattung für einen Tag in Plastikboxen, die mit dem Wochentag markiert sind, zusätzliche Kleidung, insbesondere saisonal unpassende, aus dem Schrank entfernen
Medikamenteneinnahme	Disinhibiertes Verhalten bei ausreichendem exekutiven Funktionsniveau	Nimmt zu viele Medikamente, überlagerte Medikamente oder nicht verschriebene Präparate ein	Medikamentenschrank aufräumen, derzeit nicht verschriebene Medikamente entsorgen oder anderweitig lagern und mit zusätzlichem Hinweis versehen: Nur nach Rücksprache mit Dr. X (Tel.-Nr. ...) einnehmen. Wochenration in Medikamentenschale mit Patienten zusammenstellen

5.2.2.4 Einbettung kognitiver Remeditiation in komplexe Rehabilitationsprogramme

Die Verbesserung von kognitiven Testleistungen nach Funktionstrainings führt leider nicht automatisch dazu, dass Patienten auch mit geistig fordernden Alltagssituationen besser zurecht kommen (siehe nachfolgenden Abschnitt) und sozialen Rollen gerecht werden können, wie z. B. alleine den

Zur Förderung der sozialen Funktionsfähigkeit sollten kognitive Remediationsangebote in komplexere Rehabilitationsprogramme eingebettet sein

Haushalt führen oder den Lebensunterhalt verdienen. Dieses Problem der mangelnden Generalisierung und des mangelnden Alltagstransfers von Trainingserfolgen ist aus der kognitiven Rehabilitation von hirngeschädigten Patienten gut bekannt. Daher wurden – ebenfalls angelehnt an Entwicklungen in der neurologischen Rehabilitation – kognitive Remediationsprogramme für schizophrene Patienten um weitere Komponenten erweitert. Ausdrückliches Ziel dieser komplexen Programme ist es, dass Patienten die verbesserten kognitiven Leistungen für bessere Kommunikation und Problemlösung **im Alltag** und letztlich für die bessere Gestaltung sozialer Rollen einsetzen. In diesen Programmen wird der Alltagstransfer durch die Hinzunahme des Trainings alltagspraktischer Fertigkeiten, wie sozialer Kompetenzen oder Problemlösefähigkeiten angestrebt.

Das IPT zielt sowohl auf die attentional/perzeptiven und kognitiven Störungen ab als auch auf spezifische Defizite im Bereich der Sozialen Kognition und der Sozialen Kompetenz

Exemplarisch soll das im deutsprachigen Raum verbreitete *Integrierte Psychologische Therapieprogramm (IPT) bei schizophren Erkrankten* von Roder, Brenner, und Kienzle (2008) dargestellt werden. Das IPT ist hierarchisch aufgebaut und zielt auf die attentional/perzeptiven und kognitiven Störungen ab sowie auf spezifische Defizite im Bereich der sozialen Kognition und der sozialen Kompetenz (siehe Abbildung 15).

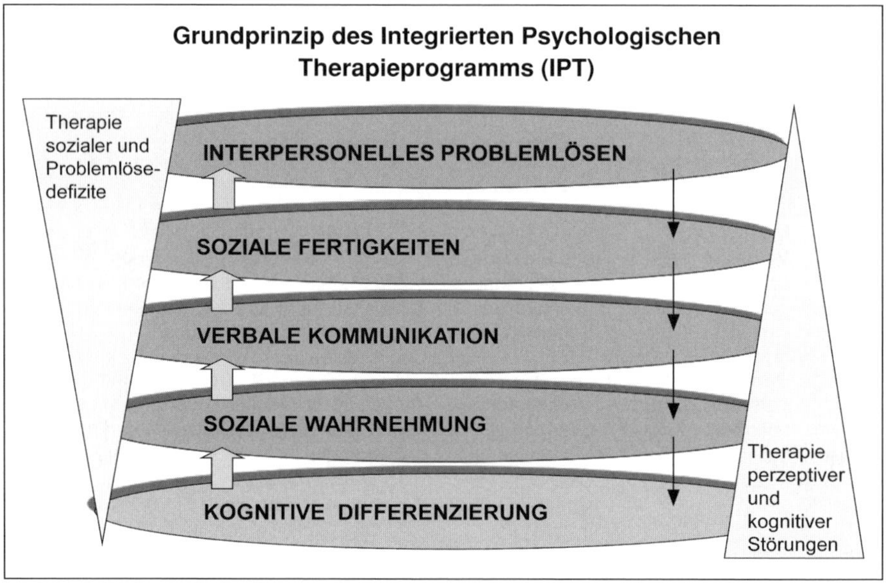

Abbildung 15:
Grundprinzip des Integrierten Psychologischen Therapieprogramms (IPT) von Roder, Brenner und Kienzle (nach Roder et al., 2008)

Das Programm basiert ursprünglich auf der Annahme, dass verschiedene Funktionsbereiche sich gegenseitig beeinflussen, und dass zuerst überwiegend attentional/perzeptive und kognitive Grundfunktionen eingeübt werden sollten, um komplexere soziale Verhaltensweisen ausführen zu können. Im ersten Unterprogramm stehen daher die kognitiven Grundfunktionen im Mittelpunkt. Darauf aufbauend, werden zu späteren Zeitpunkten komplexere soziale Fähigkeiten und Problemlösefertigkeiten eingeübt. Auch innerhalb der einzelnen Unterprogramme wachsen die Anforderungen mit steigender Therapiedauer.

Bestandteile des IPT
Kognitive Differenzierung
Stufe 1: „Kärtchenübungen" (Gruppierung von Kärtchen nach Merkmalen) **Stufe 2:** „Verbale Begriffssysteme" (Begriffshierarchien, Synonyme, Antonyme, Wortdefinitionen, Wortkarten, Begriffe mit unterschiedlicher Bedeutung) **Stufe 3:** Suchstrategien **Ziele:** Abstraktion, Kategorienbildung, Hierarchisierung, Perzeption, Aufmerksamkeitsfokussierung
Soziale Wahrnehmung
Stufe 1: Dias werden gemeinsam beschrieben **Stufe 2**: Interpretation und Diskussion **Stufe 3**: Titelfindung **Ziele**: Fokussierung und Schulung der Wahrnehmung, Abbau von starrer Fixierung auf Reizschemata und Interpretationsmuster
Verbale Kommunikation
Stufe 1: wörtliche Wiedergabe vorgegebener Sätzen **Stufe 2**: sinngemäße Wiedergabe selbstformulierter Sätze **Stufe 3**: selbstformulierte W-Fragen mit Antwort **Stufe 4:** Gruppe befragt ein oder zwei Gruppenmitglieder über ein bestimmtes Thema **Stufe 5:** freie Kommunikation **Ziele**: Modifikation der Sprach- und Denkstörungen, Abbau von Verarmung oder Überproduktion hin zu Logik und rotem Faden
Soziale Fertigkeiten
Stufe 1: Kognitive Aufarbeitung (Vorgabe der Situation, Zieldefinition, Dialogerarbeitung, Finden einer Überschrift, Antizipation von Schwierigkeiten, Vergabe von Beobachtungsfunktionen, Einschätzen der Schwierigkeit) **Stufe 2**: Durchführung (Demonstration der Modelle, Rückmeldung, Rollenspiel, Rückmeldung, In-vivo-Transfer) **Ziele**: Aufbau sozialer Fertigkeiten, Erweiterung des Verhaltensrepertoires, Modifikation starrer Verhaltensmuster

Bestandteile des IPT – Fortsetzung
Interaktionelles Problemlösen
Identifikation und Analyse des Problems, kognitive Problemaufbereitung, Erarbeitung von Lösungsalternativen, Diskussion um Lösungsalternativen, Entscheidung für eine Lösungsalternative, Umsetzung in die Praxis, Feedback **Ziele**: Erarbeitung realitätsgerechter Problemperspektiven, Verbesserung der Problemwahrnehmung, realistische Einschätzung von Problemen, Erfolgserlebnisse
Erweiterung Wohnen, Arbeit, Freizeit
Der Schwerpunkt liegt hier auf dem Bearbeiten vorgegebener alltagsbezogener Problembereiche, z. B. Wohnen in therapeutischer Wohngemeinschaft, Budgetieren, Körperpflege etc.

Die Durchführung des Programms wird für Patienten mit unterschiedlichen Chronifizierungsgraden empfohlen. Allerdings gehen die Autoren davon aus, dass bei stärker chronifizierten Patienten ggf. eine längere Motivierungsphase und eine größere Intensität des Programms nötig ist. Empfohlen werden i. d. R. in Gruppen von vier bis acht Patienten zwei- oder dreiwöchentliche Therapiesitzungen von 60–90 Minuten über einen Zeitraum von sechs bis 24 Monaten durchzuführen. Die Therapeuten werden zudem ermutigt, je nach vorhandenen Defiziten eine Auswahl der Behandlungsbausteine treffen. Es ist nicht notwendig, in jedem Fall mit dem Baustein zur kognitiven Differenzierung zu beginnen.

Weitere komplexer Rehabilitationsprogramme, die hier nur skizziert werden können, üben kognitive und soziale Fertigkeiten im Kontext von Alltagsanforderungen ein. Zu diesen zählen unter anderem die Cognitive Enhancement Therapy (CET), die von der Pittsburger Forschergruppe um G. Hogarty (Hogarty et al., 2004) entwickelt wurde und einen Schwerpunkt auf die Verbesserung der sozialen Kommunikations- und Problemlösefähigkeit setzt. CET basiert auf Ansätzen zur holistischen neuropsychologischen Rehabilitation von Ben-Yishay und Kollegen (Ben-Yishay & Gold, 1990) und weist Ähnlichkeiten zum deutsprachigen IPT Programm auf (siehe oben). Nach einer mehrmonatigen Eingangsphase mit (teils computzergetützten) kognitiven Trainings in den Funktionsbereichen Aufmerksamkeit, Gedächtnis und exekutive Funktionen werden in Kleingruppen immer komplexere und alltagsnahe Kommunikations- und Problemsituationen bearbeitet. Die Kombination von kognitiver Remediation und beruflichen Rehabilitationsangeboten zielt auf die Arbeitsfähigkeit als wichtige Komponente der sozialen Rollenerfüllung ab. Durch ein vorgeschaltetes kognitives Funktions- und Strategietraining können Betroffene besser von nachfolgenden beruflichen Rehabilitationsangeboten profitieren, deren Wirksamkeit anderenfalls durch persistierende kognitive Defizite begrenzt ist (siehe exemplarisch Bell et al., 2009; McGurk, Mueser, DeRosa & Wolfe, 2009; Vauth et al., 2005). Allerdings erstreckt sich die Cognitive Enhancement Therapy über zwei Jahre und umfaßt durchschnittlich 75 Stunden kognitiven Trainings und 56 90minütige Gruppensitzungen. Es handelt sich also um ein recht aufwändiges Programm.

Weitere Programme, wie beispielsweise das Social-Cognitive Skills Training (Horan et al., 2009) oder das psychoedukativ ausgerichtete Problemlösetraining von Schmitz-Nieheus und Erim (2000), legen den Fokus auf spezifische Skillbereiche. Aufgrund seiner Ausführlichkeit und Spezifität hervorzuheben ist das Soziale Kompetenz-Programm von Bellack, Mueser, Gingerich und Agresta (Bellack, Mueser, Gingerich & Agresta, 1997), das verschiedene Module umfasst, die sich auf diverse Lebensbereiche beziehen wie Gestaltung der Freizeit, Kommunikationsfertigkeiten, aber auch auf den Umgang mit Symptomen und Medikamentenmanagement.

5.2.2.5 Wirksamkeit kognitiver Remediationsansätze für die Verbesserung der kognitiven und psychopathologischen Symptomatik

Kognitive Trainingsangebote werden von Patienten in der Regel gut angenommen und subjektiv als hilfreich erlebt (Bender et al., 2004). Angesichts der nachgewiesenen Stabilität kognitiver Defizite bei Schizophrenie im Erkrankungsverlauf (siehe Abschnitt 3.2), stellt sich jedoch die berechtigte Frage, ob diese Defizite in der Informationsverarbeitung überhaupt durch Training beeinflussbar sind. Diese Frage lässt sich zwar grundsätzlich mit Ja beantworten, allerdings ist es stark von der Art der kognitiven Intervention abhängig, wie weitreichend und stabil die Effekte sind. Eine Vielzahl von Studien konnten Verbesserungen der im Test messbaren Aufmerksamkeits-, Gedächtnis- und exekutiven Leistungen durch übungsbasierte Trainings sowie durch Vermittlung von Kompensationsstrategien und Arbeitstechniken feststellen (für einen Überblick siehe z. B. Vauth, Dietl, Stieglitz & Olbrich, 2000).

Mit dem IPT konnte sowohl eine Verbesserung neurokognitiver Fähigkeiten als auch des Funktionsniveaus erreicht werden

Das am besten evaluierte komplexe Therapieprogramm zur kognitiven Remediation ist das IPT von Roder et al. (2008) (siehe vorangehenden Abschnitt). Während der letzten 25 Jahre wurden über 30 unabhängige Evaluationsstudien durchgeführt, deren Befunde in einer Meta-Analyse von Roder et al. (2006) integriert werden. Im Vergleich zu Placebo oder Standardbehandlung fanden die Autoren zwar keine signifikanten Effekte zugunsten der IPT-Gruppen für die psychopathologische Symptomatik wohl aber für die angezielten Bereiche Neurokognition und Funktionsniveau.

Dieser Befund kann auf verschiedene Ansätze zur kognitiven Remediation ausgeweitet werden: In einer aktuellen Metaanalyse fassten McGurk et al. (2007) 26 randomisierte kontrollierte Therapiestudien zusammen, die Techniken der kognitiven Remediation im Vergleich zu Kontrollbedingungen einsetzten. Sie fanden insgesamt mittlere kontrollierte Effektstärken (ES = 0.41, KI 0.29–0.52) für die Verbesserung der kognitiven Leistungsfähigkeit in Testaufgaben. Dabei fanden sich verbesserte Leistungen durch Kognitive Remediation in sechs von sieben kognitiven Funktionsbereichen mit Ausnahme der visuellen Lern- und Merkfähigkeit, die sich durch Therapie nicht signifikant beeinflussen ließ (siehe Abbildung 16).

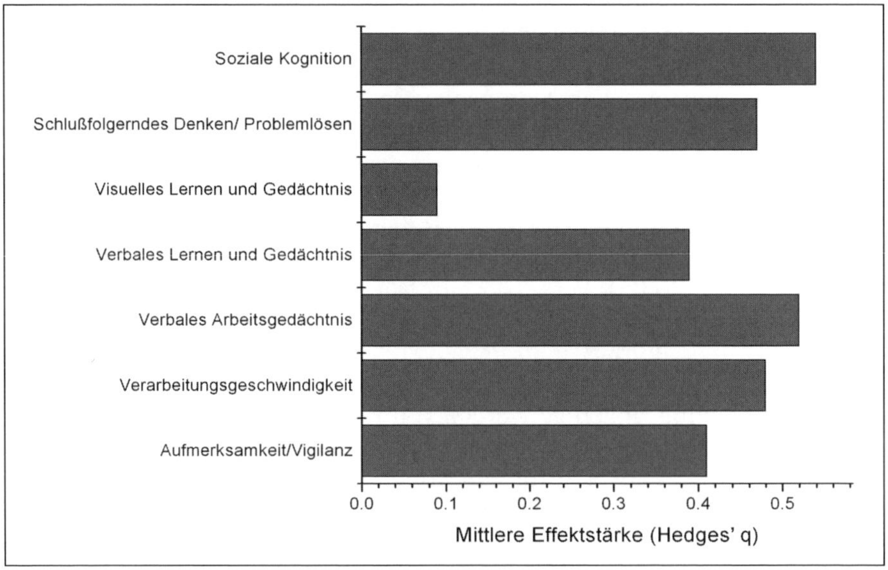

Abbildung 16:
Veränderbarkeit verschiedener kognitiver Funktionsbereiche durch kognitives Training (mittlere Effektstärken aus der Meta-Analyse von McGurk et al., 2007)

Kognitive Remeditaions-programme haben kaum Einfluss auf die psychopathologische Symptomatik

In vielen Vulnerabilitäts-Stress-Modellen der Schizophrenie (siehe Abschnitt 3.8) wird Informationsverarbeitungsstörungen die Rolle eines stabilen Vulnerabilitäsmarkers zugeschrieben. Im Umkehrschluss ließe sich von einer Verbesserung der kognitiven Leistungsfähigkeit auch eine reduzierte Vulnerabilität für die Entstehung psychotischer Symptome, d. h. eine geringere Rückfallrate erwarten. Diese Hoffnung ist bisher nicht gestützt worden. Insgesamt scheinen die Auswirkungen kognitiver Remediationsprogramme auf die psychopathologische Symptomatik gering zu sein. In der bereits zitierten Metaanalyse von McGurk (2007) zeigte sich über die analysierten Studien hinweg, dass die psychopathologische Symptomatik von kognitiven Remediationsangeboten insgesamt wenig beeinflusst wurde (ES = 0.28, KI = 0.13–0.43). Die Ergebnisse einzelner Studien weisen darauf hin, dass affektive Anteile der Symptomatik (Stimmung, Antrieb) eher auf kognitives Training ansprechen, vermutlich weil Selbstwirksamkeit und Selbstwert gestärkt werden.

Erstmals konnte in der Metaanalyse von McGurk (2007) der Transfer von kognitiven Leistungsverbesserungen auf die Alltagsbewältigung gezeigt werden. Es ergaben sich kleine bis mittlere Effektstärken für die Verbesserung des psychosozialen Funktionsniveaus (ES = 0.35, KI = 0.07–0.62), was recht beachtlich ist, angesichts der Tatsache, dass sich ja eine Vielzahl von Faktoren auf die Alltagsbewältigung auswirkt, die auch bei noch so komplexen Rehabilitationsprogrammen nur bedingt beeinflusst werden können. Allerdings scheint das Ausmaß von Generalisierung auf den Alltag sehr von der Art des Programms abhängig zu sein: Programme, die nicht nur wiederholt bestimmte Aufgaben üben, sondern auch übergreifende Strategien zur Bewältigung geistiger Anforderungen vermittelten, hatten größere Auswirkungen als rein übende Funktionstrainings (ES = 0.62 vs 0.24). Programme, die neben der Verbesserung kognitiver Leistungen auch andere psychiatrische Rehabilitationsangebote umfassten (z. B. soziales Kompetenz- oder Problemlösetraining oder berufliche Reha) hatten größere Auswirkungen auf die selbstständige Lebensführung im Alltag als rein kognitive Programme (0.47 vs. 0.05). Verbesserte Leistungsfähigkeit in standardisierten Leistungstests ließ sich allerdings eher durch wiederholtes Üben als durch Vermittlung übergeordneter Strategien erzielen (ES 0.48 vs. 0.23).

Kognitive Remediationsprogramme führen auch zu einer Verbesserung des Funktionsniveaus im Alltag

Programme, die übergeordnete Kompensationsstrategien vermitteln, führen zu größerer Alltagskompetenz als reine Funktionstrainings

Kombination von kognitiver Remediation mit anderen Rehabilitationsangeboten führt zu mehr Verbesserungen in der selbstständigen Lebensführung als reine Funktionstrainings

Interessant ist, dass auch Interventionsstrategien, die gar nicht direkt an den kognitiven Leistungen ansetzen (z. B. Verbesserungen der Wohnbedingungen), zu besseren neuropsychologischen Testleistungen führen können (Silverstein & Wilkniss, 2004). So zeigte sich in der kontrollierten Thera-

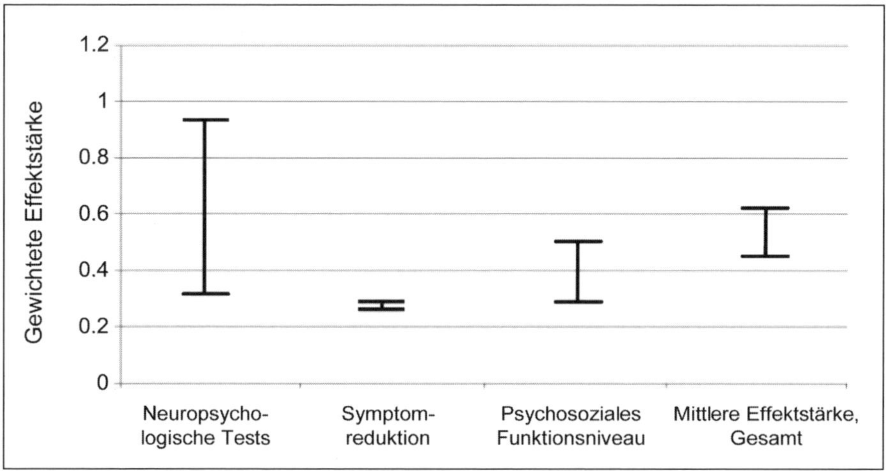

Abbildung 17:
Range der gewichteten Effektstärken (ES) aus verschiedenen Metaanalysen für verschiedene Outcome-Dimensionen nach kognitiver Remediation (Abbildung nach Medalia & Choi, 2009), laut Konvention entsprechen ES < 50 kleinen, ES von 50–80 mittleren und ES > 80 großen Effekten

Auch Stressreduktion und besseres Krankheitsmanagement führen indirekt zu Verbesserungen der kognitiven Leistungsfähigkeit

piestudie von Hogarty et al. (Hogarty et al., 2004; Hogarty, Greenwald & Eack, 2006), dass die eigentlich als Kontrollbedingung intendierte supportive Therapie, die im wesentlichen psychoedukative Elemente enthielt und auf ein besseres Krankheitsmanagement durch Stressreduktion und Erkennung von Frühwarnzeichen abzielte, die kognitive Leistungsfähigkeit deutlich und stabil verbesserte.

Wirksamkeit kognitiver Remediationsansätze

Für die klinische Anwendung ist davon auszugehen, dass schizophrene Patienten ihre kognitive Leistungsfähigkeit durch Training durchaus verbessern können. Sie setzen aber die verbesserten Fertigkeiten in trainierten kognitiven Bereichen nicht automatisch zur Bewältigung ihrer Alltagsprobleme ein. Kognitive Trainingselemente müssen daher gezielt und alltagsnah die Kompetenzen vermitteln und trainieren, die dem Patienten zur Bewältigung und Teilnahme im Alltag fehlen. Das setzt eine individuelle Diagnostik von Stärken und Schwächen voraus. Dabei sollte besonderer Wert auf motivationale Aspekte gelegt werden, d. h. kognitive Trainingsprogramme sollten an die Interessen und Bedürfnisse des einzelnen Patienten angeknüpfen und die Möglichkeit zu selbstwertstützenden und selbstwirksamkeitssteigernden Lernerfahrungen bieten. Die Übertragung und Anwendung von im Training erworbenen und geübten Fertigkeiten auf Alltagsprobleme sollte einen Schwerpunkt der Intervention bilden und muss über einen längeren Zeitraum immer wieder angeregt und verstärkt werden. Kognitive Trainingsprogramme sollten unbedingt mit anderen psychosozialen Rehabilitationsangeboten kombiniert werden, z. B. mit der Vermittlung sozialer Problemlösestrategien oder Angeboten zur beruflichen Wiedereingliederung und betreuten Beschäftigung. Auch eine Gestaltung der Umwelt, die Betroffenen Anregung, Förderung und Unterstützung bei kognitiven Anforderungen im Alltag bietet, kann indirekt zu besserer Leistungsfähigkeit und funktionaler Selbstständigkeit beitragen.

5.3 Therapie von störungsspezifischen Denkverzerrungen und Defiziten der sozialen Kognition

Meta-kognitive Ansätze setzen gezielt an den Auffälligkeiten der sozialen Kognition sowie des probabilistischen Denkens an

In jüngerer Zeit sind trainingsbasierte Therapieansätze entwickelt worden, die gezielt an den wahnspezifischen Auffälligkeiten der sozialen Kognition sowie des probabilistischen und schlussfolgernden Denkens ansetzen. Im Gegensatz zur KVT, die an den individuellen Symptomen und Überzeugungen der Patienten ansetzt, werden hier die Denkverzerrungen auf der allgemeinen Ebene kognitiver Prozesse aufgegriffen. Dabei wird davon ausgegangen, dass eine Stärkung der metakognitiven Kompetenz prophylaktisch gegenüber psychotischem Erleben wirkt und somit eine Reduktion des wahnhaften Denkens sowie eine Prävention weiterer Episoden erzielt werden kann. Solche Trainings sind in Form des Metakognitiven Trainings (MKT) von Moritz und Woodward (2007b) oder dem Social Cognition and Interaction Training (SCIT) (Combs et al., 2007) vorgelegt worden. Aufgrund der umfassenderen Evaluationsbasis und der Verfügbarkeit der Materialien in deutscher Sprache wird in Rahmen dieses Buches jedoch nur das Metakognitive Training von Moritz und Woodward vorgestellt. In den Trainingseinheiten (Modulen) sollen den teilnehmenden Patienten kognitive Fehler und einseitige Problemlösestile spielerisch vor Augen geführt werden, die einzeln oder in der Gesamtheit die Entwicklung von falschen Überzeugungen bis hin zum Wahn begünstigen können. Die Patienten werden angeleitet, ihr bisheriges Problemlöseverhalten kritisch zu reflektieren, zu verändern und die Inhalte des Trainings im Alltag umzusetzen. Zu den behandelten problematischen Denkstilen zählen ein selbstdienlicher Attributionsstil (Modul 1), voreiliges Schlussfolgern (Modul 2 und 7), mangelnde Korrigierbarkeit (Modul 3), Defizite der sozialen Einfühlung (Modul 4 und 6), erhöhte Urteilssicherheit für Gedächtnisfehler (Modul 5) und depressive Denkschemata (Modul 8). Jedem Teilnehmer soll am Ende der ersten Sitzung eine gelbe Karte (siehe Abbildung 18) ausgehändigt, auf der drei essenzielle Fragen stehen, die er sich stellen soll, wenn er sich z. B. verfolgt oder beleidigt fühlt. Die Patienten sollen vor allem angeregt werden, nochmals gründlich nachdenken, bevor sie eventuell voreilige, falsche und v. a. folgenschwere Entscheidungen treffen.

Im MKT werden den teilnehmenden Patienten kognitive Fehler spielerisch vor Augen geführt und Patienten werden angeleitet, ihr bisheriges Problemlöseverhalten kritisch zu reflektieren

Das MKT gliedert sich in die Module selbstdienlicher Attributionsstil, voreiliges Schlussfolgern, mangelnde Korrigierbarkeit, Defizite der sozialen Einfühlung, erhöhte Urteilssicherheit für Gedächtnisfehler und depressive Denkschemata

Metakognitives Training (MKT) ***„3 Fragen“***
… wenn ich mich z. B. beleidigt, bedroht oder hintergangen fühle

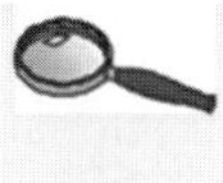

1. Was sind die Beweise?
Woher weiß ich das? Echte Beweise, Hörensagen, Vermutungen? Kenne ich die ganze Wahrheit?

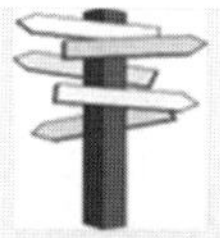

2. Andere Sichtweisen?
Würden Menschen, denen ich vertraue, die Situation vielleicht anders bewerten? Ziehe ich voreilige Schlüsse? Beurteile ich fair & objektiv?

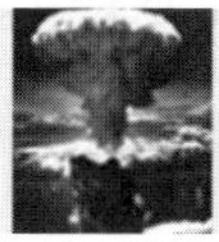

3. Selbst wenn ich recht habe – reagiere ich über?
Reagiere ich verhältnismäßig? Verbaue ich mir durch Überreaktion etwas? Erst denken – dann handeln!

Abbildung 18:
Beispielskarte aus dem MKT von Moritz und Woodward (2007a; 2007b)
(mit freundlicher Genehmigung von Steffen Moritz)

Durch den interaktiven und unterhaltenden Charakter des Programms soll die Aufmerksamkeit der Patienten gefesselt und die Nachhaltigkeit der Trainingseffekte gesteigert werden. Ein Beispiel für eine Folie aus dem MKT, die den lebhaften Charakter gut demonstriert, findet sich in Abbildung 19. Das Programm ist in zwei Zyklen mit jeweils acht Modulen unterteilt. Die Autoren empfehlen eine Teilnehmerzahl von 3–10 Patienten pro Gruppe und eine Sitzungslänge von 45–60 Minuten sowie eine Frequenz von zwei Modulen pro Woche. Eine Reihe kleinerer Pilotstudien (für eine Übersicht siehe Moritz & Woodward, 2007b) sowie eine randomisiert kontrollierte Wirksamkeitsstudie (Moritz, Veckenstedt, Randjbar, F. & Woodward, in press) belegen die Akzeptanz, Durchführbarkeit und Wirksamkeit des MKT-Gruppentrainings im Hinblick auf Wahnerleben. Die Einheiten des Metakognitiven Trainings können unter www.uke.de/mkt herunter geladen werden.

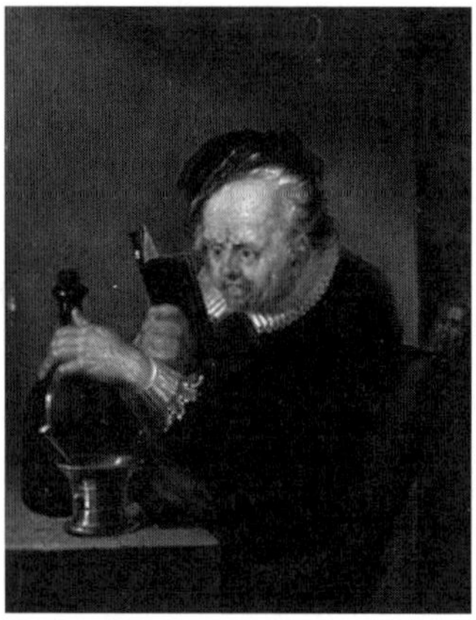

a. Der Mönch
b. Der Trunkenbold
c. Der lesende Chemiker
d. Die Leseratte

Abbildung 19:
Übung aus Modul 7 (Voreiliges Schlussfolgern) (mit freundlicher Genehmigung von Steffen Moritz). Patienten sollen die Bildtitel klassischer Gemälde erschließen. Bei oberflächlicher Betrachtungsweise verführt das gezeigte Bild viele Patienten zu der Option „Der Trunkenbold". Der Umstand, dass der Mann konzentriert liest, die Flasche ungeöffnet ist und kein Glas vorhanden ist, spricht gegen diese Option. Mörser und Stößel ebenso wie die verschlossene große Flasche weisen vielmehr auf einen Chemiker, der evtl. eine neue Rezeptur studiert. Die Patienten sollen über diese und andere Übungen lernen, mit welchen Nachteilen voreiliges Schlussfolgern verbunden ist.

6 Fallbeispiel

Herr L., 24 Jahre alt, stand kurz vor seinen Diplomabschlussprüfungen in Physik. Nach einem sehr guten Abitur hatte er in seinem Studium zunächst bis zum Vordiplom gute Prüfungsleistungen gezeigt. In den letzten Semestern waren aber zunehmend Schwierigkeiten aufgetreten, die sich in den letzten Monaten während der Examensphase noch verstärkt hatten: Herr L. war durch zwei Prüfungen gefallen, hatte einen völlig chaotischen Seminarvortrag gehalten und kam mit seiner Diplomarbeit nicht voran. Während der Arbeit an seiner Diplomarbeit hatte Herr L. seinen Kommilitonen zunächst euphorisch bahnbrechende Erkenntnisse angedeutet. Seinen geheimnisvollen und wirren Andeutungen hatte jedoch keiner etwas Genaues entnehmen können. In den letzten 4 Wochen war Herr L. dann zunehmend misstrauisch und gereizt geworden. Er hatte nahezu alle Kontakte zu Freunden und Kommilitonen abgebrochen, war nicht mehr zur Uni gegangen und hatte sich nur noch unregelmäßig ernährt und gewaschen.

Ein besorgter Freund brachte ihn schließlich zur psychiatrischen Notaufnahme. Während des Aufnahmegesprächs wirkte Herr L. wie gehetzt, lief beim Reden durch den Raum, zuckte bei jedem Geräusch zusammen und schaut immer wieder wachsam aus Fenster und Tür. Er erzählt dem aufnehmenden Arzt, dass er um seine Sicherheit fürchte. Es habe im Rahmen seiner Diplomarbeit die „Weltformel" gefunden. Nun seien die Geheimdienste verschiedener Länder hinter ihm her, um ihm seine Erkenntnisse zu stehlen.

Herr L. wurde mit der Verdachtsdiagnose „Schizophrenie, paranoider Typus" (F 20.0) stationär aufgenommen und drei Monate auf einer allgemeinpsychiatrischen Station behandelt. Neben der antipsychotischen Therapie mit Olanzapin besuchte Herr L. einen psychoedukativen Kurs der Klinik für Patienten, die an einer schizophrenen Störung erkrankt waren. Er konnte für sich Frühwarnzeichen identifizieren, die bereits Monate vor der akuten psychotischen Episode signalisiert hatten, dass etwas nicht in Ordnung war:

- Psychomotorische Unruhe (Ruhelosigkeit, Nervosität, Gespanntheit)
- Einschränkungen der geistigen Leistungsfähigkeit (Konzentrations- und Gedächtnisstörungen, Schwierigkeiten im Studium, Gefühle der Überforderung)
- Rückzug von sozialen Kontakten
- Zunehmende Beschäftigung mit bestimmten gedanklichen Inhalten

Seine Eltern besuchten an drei Terminen einen Kurs für Angehörige, in dem Informationen zur Erkrankung, zur medikamentösen Behandlung, zu Frühwarnzeichen und zur Reduktion von interpersonellem Stress vermittelt wurden.

Drei Wochen nach der stationären Aufnahme sowie erneut kurz vor der Entlassung und 1 ½ Jahre später nahm Herr L. an einer neuropsychologischen Untersuchung teil (siehe Abbildung 20). Die Testergebnisse bestätigten seine gut durchschnittliche bis überdurchschnittliche Intelligenz. Während der akuten psychotischen Episode lagen die verbal-auditiven und

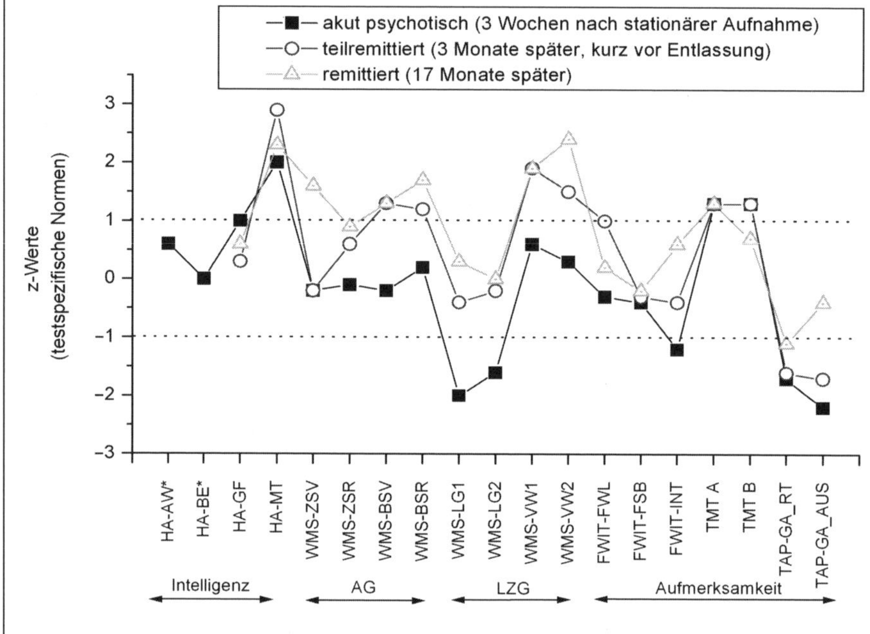

Anmerkungen: Die Leistungen sind als z-Werte, bezogen auf die Normstichprobe des jeweiligen Einzeltests, dargestellt. Verwendete Testverfahren und Abkürzungen: Intelligenzprüfung mit vier Untertests aus dem Hamburg-Wechsler-Intelligenztest für Erwachsene (HAWIE-R): Allgemeines Wissen (HA-AW), Bilderergänzen (HA-BE), Gemeinsamkeitenfinden (HA-GF), Mosaiktest (HA-MT); Arbeits- (AG) und Langzeitgedächtnisprüfung (LZG) mit Untertests aus dem Wechsler-Gedächtnistest (WMS-R): Zahlenspanne vorwärts und rückwärts (WMS-ZSV, WMS-ZSR), Blockspanne vorwärt und rückwärts (WMS-BSV, WMS-BSR), Logisches Gedächtnis 1 und 2 (WMS-LG1, WMS-LG2), Visuelle Wiedergabe 1 und 2 (WMS-VW1, WMS-VW2); Prüfung basaler und komplexer Aufmerksamkeitsleistungen: Farbe-Wort-Interferenztest (FWIT) mit den Untertests Farbewortlesen (FWIT-FWL), Farbstrichebenennen (FWIT-FSB) und Interferenztest (FWIT-INT), Trail-Making-Test mit den Teilen A und B (TMT A, TMT B) sowie Untertest Geteilte Aufmerksamkeit (Reaktionszeit TAP-GA_RT, Auslassungen TAP-GA_AUS) aus der Testbatterie zur Aufmerksamkeitsprüfung (TAP); die mit * gekennzeichneten Untertests wurden nur einmal durchgeführt, die gestrichelten Linien kennzeichnen den Bereich durchschnittlicher Leistungsfähigkeit im jeweiligen Testverfahren

Abbildung 20:
Kognitive Leistungsfähigkeit des Beispielpatienten in standardisierten Leistungstests zu drei verschiedenen Untersuchungszeitpunkten

visuellen Kurzzeitgedächtnisleistungen im durchschnittlichen Bereich. Bei gut erhaltenem visuellem Gedächtnis fielen allerdings deutliche verbale Langzeitgedächtnisdefizite beim Einspeichern von komplexen Sachverhalten sowie Schwierigkeiten bei komplexen Aufmerksamkeitsanforderungen, wie Interferenzabwehr und Teilung der Aufmerksamkeit, auf.

Herr L. nahm während des stationären Aufenthaltes an einem computergestützen kognitiven Training teil (CogPack). An drei Tagen in der Woche bearbeitete er jeweils für 30–45 min. eine für ihn zusammengestellte und seinem Leistungsniveau angepasste Übungsserie mit Aufgaben zur Konzentration und geteilten Aufmerksamkeit und zur Einspeicherung verbaler Gedächtnisinhalte.

Diese Aufmerksamkeits- und Gedächtnisdefizite besserten sich zwar im Verlauf der stationären Behandlung, stellten aber auch zum Entlassungszeitpunkt noch eine relative Schwäche im kognitiven Leistungsprofil des Patienten dar. Verbunden mit weiterhin bestehenden leichten Antriebsproblemen behinderten diese kognitiven Leistungsstörungen Herrn L. beim Abschluss seiner Diplomarbeit und beim Lernen für die Abschlussprüfungen. Für Herrn L. stellte der Studiumsabschluss aber aktuell das wichtigste Lebensziel dar und seine sehr gute intellektuelle Leistungsfähigkeit lies dieses Ziel auch weiter als bewältigbar erscheinen. Im Rahmen der ambulanten Weiterbetreuung des Patienten durch eine Verhaltenstherapeutin wurde deshalb mit Herr L. vereinbart, dass er sich vorerst ausschließlich auf die Bewältigung des Studienabschlusses konzentrieren sollte. Um weniger parallele kognitive und interpersonelle Anforderungen bewältigen zum müssen, gab er seine Tätigkeit als studentische Hilfskraft und in der Fachschaft auf. Gemeinsam wurde ein strukturierter Lern- und Arbeitsplan für den Abschluss der Diplomarbeit und für die Diplomabschlussprüfungen erarbeitet, der eine feste Tagesstruktur mit regelmäßigen Lern- und Arbeitsphasen, aber auch Zeiten der Erholung und Entspannung vorsah. Herr L. wurde zum verstärkter Einsatz strukturierter Lern- und Gedächtnistechniken angehalten, die insbesondere auf eine starke Visualisierung des Lernstoffes setzten, um das gut erhaltene visuelle Gedächtnis des Patienten kompensatorisch nutzen zu können. Herr L. arbeitete während der Prüfungsvorbereitungen nur mit einem Studienfreund zusammen. Herr L. hatte festgestellt, dass eine größere Lerngruppe für ihn nicht günstig war, da das Tempo und Vorgehen der Gruppe nicht seinem aktuellen Lernvermögen entsprach und ihn eher ablenkte und überforderte.

Bei einer Abschlussuntersuchung 1 ½ Jahre nach der Entlassung aus der stationären Behandlung hatten sich die Aufmerksamkeits- und Gedächtnisleistungen des Patienten auf knapp durchschnittlichem Niveau stabilisiert (siehe Abbildung 20). Herr L. konnte aber die vorhandenen Restschwierigkeiten gut kompensieren und hatte seine Diplomprüfungen mit einer mittleren Gesamtnote abgeschlossen. Psychotische Symptome waren unter einer stabilen Medikation mit Olanzapin nicht wieder aufgetreten.

7 Weiterführende Literatur

Kircher, T. & Gauggel, S. (Hrsg.) (2007). *Neuropsychologie der Schizophrenie*. Heidelberg: Springer.

Lincoln, T. (2006). *Kognitive Verhaltenstherapie der Schizophrenie. Ein individuenzentrierter Ansatz zur Veränderung von Wahn, Halluzinationen und Negativsymptomatik.* Göttingen: Hogrefe.

Roder, V., Brenner, H.-D. & Kienzle, N. (2008). *Integriertes Psychologisches Therapieprogramm für schizophren Erkrankte (IPT)* (6., überarbeitete Aufl.). Weinheim: Beltz PVU.

Roder, V. & Medalia, A. (Hrsg.). (2010). *Neurocognition and Social Cognition in Schizophrenia. Basic Concepts and Treatment*. Basel: Karger.

8 Literatur

Albus, M., Hubmann, W., Mohr, F., Hecht, S., Hinterberger-Weber, P., Seitz, N.-N. & Küchenhoff, H. (2006). Neurocognitive functioning in patients with first-episode schizophrenia. *European Archives of Psychiatry and Clinical Neuroscience, 256* (7), 442–451.

Aleman, A., Hijmann, R., de Haan, E. & Kahn, R. S. (1999). Memory impairment in schizophrenia: A meta-analysis. *American Journal of Psychiatry, 156,* 1358–1366.

Allen, N. C., Bagade, S., McQueen, M. B., Ioannidis, J. P. A., Kavvoura, F. K., Khoury, M. J., Tanzi, R. E. & Bertram, L. (2008). Systematic meta-analyses and field synopsis of genetic association studies in schizophrenia: the SzGene database. *Nature Genetics, 40 (7),* 827–834.

An, S. K., Oh, B. H., Hyun, M. H. & Yoo, K. J. (1997). The effect of attention training using computer-aided cognitive rehabilitation program (REHACOM) in chronic schizophrenics. *Journal of the Korean Neuropsychiatric Association, 36,* 72–79.

Andreasen, N. C. (1999). A unitary model of schizophrenia. *Archives of General Psychiatry, 56,* 781–787.

Andreasen, N. C., Carpenter, W. T., Jr., Kane, J. M., Lasser, R. A., Marder, S. R. & Weinberger, D. R. (2005). Remission in schizophrenia: Proposed criteria and rationale for consensus. *Am Journal of Psychiatry, 162* (3), 441–449.

Andreasen, N. C. & Flaum, M. (1991). Schizophrenia: The characteristic symptoms. *Schizophrenia Bulletin, 17,* 27–49.

Andresen, B. & Maß, R. (2001). *Schizotypie*. Göttingen: Hogrefe.

APA. (1994). *Diagnostic and Statistical Manual of Mental Disorders DSM-IV* (4th ed.). Washington DC: APA.

Arnone, D., Cavanagh, J., Gerber, D., Lawrie, S. M., Ebmeier, K. P. & McIntosh, A. M. (2009). Magnetic resonance imaging studies in bipolar disorder and schizophrenia: meta-analysis. *The British Journal of Psychiatry, 195* (3), 194–201.

Arolt, V., Ohrmann, P. & Rothermundt, M. (2006). Schizophrenie und verwandte Störungen – Neurobiologie. In H. Förstl, M. Hautzinger & G. Roth (Hrsg.), *Neurobiologie psychischer Störungen* (S. 345–386). Heidelberg: Springer.

Aschenbrenner, S., Tucha, O. & Lange, K.W. (2000). *Regensburger Wortflüssigkeits-Test (RWT)*. Göttingen: Hogrefe.
Bâ, M.B., Zanello, A., Varnier, M., Koellner, V. & Merlo, M. (2008). Deficits in neurocognition, theory of mind, and social functioning in patients with schizophrenic disorders: Are they related? *Journal of Nervous & Mental Disease, 196* (2), 153–156.
Baddeley, A.D. (1986). *Working Memory*. Oxford: Clarendon Press.
Baddeley, A.D. (2003). Working Memory: looking back and looking forward. *Nature Reviews Neuroscience, 4,* 829–839.
Barch, D. & Keefe, S.E. (2010). Anticipating DSM-V: Opportunities and challenges for cognition and psychosis. *Schizophrenia Bulletin, 36,* 43–47.
Barch, D.M. & Smith, E. (2008). The cognitive neuroscience of working memory: Relevance to CNTRICS and schizophrenia. *Biological Psychiatry, 64* (1), 11–17.
Baron-Cohen, S., Wheelwright, S., Hill, J., Raste, Y. & Plumb, I. (2001). The „Reading the Mind in the Eyes" Test revised version: A study with normal adults, and adults with Asperger Syndrome or High-Functioning Autism. *Journal of Child Psychiatry and Psychiatry, 42,* 241–252.
Bäumler, G. (1985). *Farbe-Wort-Interferenztest nach J.R. Stroop (FWIT)*. Göttingen: Hogrefe.
Beck, A.T. & Rector, N.A. (2003). A cognitive model of hallucinations. *Cognitive Therapy and Research, 27,* 19–52.
Bell, M., Tsang, H.W.H., Greig, T.C. & Bryson, G.J. (2009). Neurocognition, social cognition, perceived social discomfort, and vocational outcomes in Schizophrenia. *Schizophrenia Bulletin, 35* (4), 738–747.
Bellack, A.S., Mueser, K.T., Gingerich, S. & Agresta, J. (1997). *Social Skills Training for Schizophrenia. A Step-by-Step Guide*. London: Guilford Press.
Ben-Yishay, Y. & Gold, J. (1990). Therapeutic milieu approaches to neuropsychological rehabilitation. In R.L. Wood (Hrsg.), *Neurobehavioral Sequelae of Traumatic Brain Injury* (S. 194–215). New York: Taylor & Francis.
Bendall, S., Jackson, H.J., Hulbert, C.A. & McGorry, P.D. (2008). Childhood trauma and psychotic disorders: A systematic, critical review of the evidence. *Schizophrenia Bulletin, 34,* 568–579.
Bender, S., Dittmann-Balcar, A., Prehn, G., Thienel, R., Peters, S. & Gastpar, M. (2004). Subjektives Erleben eines computergestützten kognitiven Trainings durch Patienten mit Schizophrenie. *Der Nervenarzt, 75* (1), 44–50.
Bentall, R.P., Corcoran, R., Howard, R., Blackwood, N. & Kinderman, P. (2001). Persecutory delusions: a review and theoretical integration. *Clinical Psychology Review, 21,* 1143–1192.
Bentall, R.P., Rowse, G., Shryane, N., Kinderman, P., Howard, R., Blackwood, N., Moore, R. & Corcoran, R. (2009). The cognitive and affective structure of paranoid delusions. A transdiagnostic investigation of patients with schizophrenia spectrum disorders and depression. *Archives of General Psychiatry, 66* (3), 236–247.
Bischoff, N., Lincoln, T.M., Schäfer, C. & Straube, E.R. (2008). Schizophrene Störungen. In B. Röhrle, P.F. Schlottke & F. Caspar (Hrsg.), *Lehrbuch Klinisch Psychologische Diagnostik* (S. 399–432). Stuttgart: Kohlhammer Verlag.
Bleuler, E. (1911). *Dementia praecox oder Die Gruppe der Schizophrenien*. Leipzig, Wien: Deuticke.
Boos, H.B.M., Aleman, A., Cahn, W., Pol, H.H. & Kahn, R.S. (2007). Brain volumes in relatives of patients with schizophrenia: A meta-analysis. *Archives of General Psychiatry, 64* (3), 297–304.

Bora, E., Yucel, M. & Pantelis, C. (2009). Theory of mind impairment in schizophrenia: Meta-analysis. *Schizophrenia Research, 109* (1–3), 1–9.
Bowie, C.R., Reichenberg, A., Patterson, T.L., Heaton, R.K. & Harvey, P.D. (2006). Determinants of real-world functional performance in schizophrenia subjects: Correlations with cognition, functional capacity, and symptoms. *American Journal of Psychiatry, 163* (3), 418–425.
Brickenkamp, R., Schmidt-Atzert, L. & Liepmann, D. (2010). *Test d2 – Revision – Aufmerksamkeits- und Konzentrationstest (Test d2-R).* Göttingen: Hogrefe.
Brown, G.W. & Birley, J.L.T. (1968). Crises and life changes and the onset of schizophrenia. *Journal of Health and Social Behavior, 9* (3), 203–214.
Brüne, M. (2005). „Theory of mind" in schizophrenia: A review of the literature. *Schizophrenia Bulletin, 31* (1), 21–42.
Brunnauer, A., Laux, G. & Geiger, E. (2004). Fahrtüchtigkeit und psychische Erkrankung. *Zeitschrift für Neuropsychologie, 15,* 209–218.
Buckley, P.F., Miller, B.J., Lehrer, D.S. & Castle, D.J. (2009). Psychiatric comorbidities and schizophrenia. *Schizophrenia Bulletin Advance Access July 11, 35* (2), 383–402.
Butzlaff, R.L. & Hooley, J.M. (1998). Expressed emotion and psychiatric relapse. *Archives of General Psychiatry, 55,* 547–552.
Cannon, M., Jones, P.B. & Murray, R.M. (2002). Obstetric complications and schizophrenia: Historical and meta-analytic review. *American Journal of Psychiatry, 159* (7), 1080–1092.
Cantor-Graae, E. & Selten, J.-P. (2005). Schizophrenia and migration: A meta-analysis and review. *American Journal of Psychiatry, 162,* 12–24.
Cardno, A.G., Marshall, E.J., Coid, B., Macdonald, A.M., Ribchester, T.R., Davies, N.J., Venturi, P., Jones, L.A., Lewis, S.W., Sham, P.C., Gottesman, I.I., Farmer, A.E., McGuffin, P., Reveley, A.M. & Murray, R.M. (1999). Heritability estimates for psychotic disorders: The Maudsley Twin Psychosis Series. *Archives of General Psychiatry, 56* (2), 162–168.
Chan, R.C.K., Chen, E.Y.H., Cheung, E.F.C., Chen, R.Y.L. & Cheung, H.K. (2004). Problem–solving ability in chronic schizophrenia. *European Archives of Psychiatry and Clinical Neuroscience, 254* (4), 236–241.
Cirillo, M.A. & Seidman, L.J. (2003). Verbal declarative memory dysfunction in schizophrenia: from clinical assessment to genetics and brain mechanisms. *Neuropsychology Review, 13,* 43–77.
Colbert, S.M. & Peters, E. (2002). Need for closure and jumping-to-conclusions in delusion-prone individuals. *Journal of Nervous and Mental Disease, 190,* 27–31.
Combs, D.R., Adams, S.D., Penn, D.L., Roberts, D., Tiegreen, J. & Stem, P. (2007). Social Cognition and Interaction Training (SCIT) for inpatients with schizophrenia spectrum disorders: Preliminary findings. *Schizophrenia Research, 91* (1–3), 112–116.
Cutting, L.P., Aakre, J.M. & Docherty, N.M. (2006). Schizophrenic patients' perceptions of stress, expressed emotion, and sensitivity to criticism. *Schizophrenia Bulletin, 32* (4), 743–750.
David, A.S., Zammit, S., Lewis, G., Dalman, C. & Allebeck, P. (2008). Impairments in Cognition Across the Spectrum of Psychiatric Disorders: Evidence From a Swedish Conscript Cohort. *Schizophrenia Bulletin, 34* (6), 1035–1041.
Davidson, L.L. & Heinrichs, R.W. (2003). Quantification of frontal and temporal lobe brain-imaging findings in schizophrenia: a meta-analysis. *Psychiatry Research-Neuroimaging, 122* (2), 69–87.
DeLisi, L.E. (2001). Speech disorder in schizophrenia: review of the literature and exploration of its relation to the uniquely human capacity for language. *Schizophrenia Bulletin, 27* (3), 481–496.

DeLisi, L. E. (2008). The Concept of Progressive Brain Change in Schizophrenia: Implications for Understanding Schizophrenia. *Schizophrenia Bulletin, 34* (2), 312–321.

DGPPN (Hrsg.). (2005). *S3 Praxisleitlinien in Psychiatrie und Psychotherapie. Band 1 – Behandlungsleitlinie Schizophrenie*. Darmstadt: Steinkopff-Verlag.

Dickinson, D., Ramsey, M. E. & Gold, J. M. (2007). Overlooking the obvious: A meta-analytic comparison of Digit Symbol coding tasks and other cognitive measures in schizophrenia. *Archives of General Psychiatry, 64* (5), 532–542.

Dilling, H., Mombour, W. & Schmidt, M. H. (Hrsg.). (2006). *Internationale Klassifikation psychischer Störungen. ICD-10 Kapitel V (F). Klinisch-diagnostische Leitlinien*. Bern: Verlag Hans Huber.

Erlenmeyer-Kimling, L., Rock, D., Roberts, S. A., Janal, M., Kestenbaum, C., Cornblatt, B., Adamo, U. H. & Gottesman, I. I. (2000). Attention, memory, and motor skills as childhood predictors of schizophrenia-related psychoses: The New York High-Risk Project. *American Journal of Psychiatry, 157* (9), 1416–1422.

Exner, C. (2007). Implizites Lernen bei Patienten mit Schizophrenie. Eine Übersicht. *Zeitschrift für Neuropsychologie, 18,* 75–89.

Exner, C., Boucsein, K., Degner, D. & Irle, I. (2006). State-dependent implicit learning deficit in schizophrenia. Evidence from 20-month follow-up. *Psychiatry Research, 142,* 39–52.

Exner, C., Nehrkorn, B., Martin, V., Huber, M., Shiratori, K. & Rief, W. (2008). Sex-dependent hippocampal volume reductions in schizophrenia relate to episodic memory deficits. *Journal of Neuropsychiatry and Clinical Neurosciences, 20,* 227–230.

Falkei, P. (2008). Diagnose, Ätiologie und Neuropathophysiologie der Schizophrenie. In T. Kircher & S. Gauggel (Hrsg.), *Neuropsychologie der Schizophrenie* (S. 36–43). Heidelberg: Springer.

Fergusson, D. M., Poulton, R., Smith, P. F. & Boden, J. M. (2006). Cannabis and psychosis. *BMJ, 332,* 172–175.

Fioravanti, M., Carlone, O., Vitale, B., Cinti, M. & Clare, L. (2005). A meta-analysis of cognitive deficits in adults with a diagnosis of schizophrenia. *Neuropsychology Review, 15* (2), 73–95.

Forbes, N. F., Carrick, L. A., McIntosh, A. M. & Lawrie, S. M. (2009). Working memory in schizophrenia: a meta-analysis. *Psychological Medicine, 39* (6), 889–905.

Frith, C. D., Friston, K. J., Herold, S., Silbersweig, D., Fletcher, P., Cahill, C., Dolan, R. J., Frackowiak, R. S. J. & Liddle, P. F. (1995). Regional Brain Activity in Chronic-Schizophrenic Patients During the Performance of a Verbal Fluency Task. *British Journal of Psychiatry, 167,* 343–349.

Fuller, R., Nopoulos, P., Arndt, S., O'Leary, D., Ho, B.-C. & Andreasen, N. C. (2002). Longitudinal assessment of premorbid cognitive functioning in patients with schizophrenia through examination of standardized scholastic test performance. *American Journal of Psychiatry, 159* (7), 1183–1189.

Fusar-Poli, P., Perez, J., Broome, M., Borgwardt, S., Placentino, A., Caverzasi, E., Cortesi, M., Veggiotti, P., Politi, P., Barale, F. & McGuire, P. (2007). Neurofunctional correlates of vulnerability to psychosis: A systematic review and meta-analysis. *Neuroscience & Biobehavioral Reviews, 31* (4), 465–484.

Gallety, C. (2009). Recent advances in treating cognitive impairment in Schizophrenia. *Psychopharmacology, 202,* 259–273.

Garety, P. & Freeman, D. (1999). Cognitive approaches to delusions: a critical review of theories and evidence. *British Journal of Clinical Psychology, 38,* 113–154.

Garety, P. A., Kuipers, L., Fowler, D., Freeman, D. & Bebbington, P. (2001). A cognitive model of the positive symptoms of psychosis. *Psychological Medicine, 31,* 189–195.

Geibel-Jakobs, M. & Olbrich, R. (2003). Cognitive training programs in schizophrenic patients: on the efficacy of two computer-aided training programs compared to a paper-pencil version. *Zeitschrift für Klinische Psychologie und Psychotherapie, 32* (3), 200–209.

Glahn, D.C., Laird, A.R., Ellison-Wright, I., Thelen, S.M., Robinson, J.L., Lancaster, J.L., Bullmore, E. & Fox, P.T. (2008). Meta-analysis of gray matter anomalies in schizophrenia: application of anatomic likelihood estimation and network analysis. *Biological Psychiatry, 64* (9), 774–781.

Glaser, J.P., van Os, J., Piet, J.M., Portegijs, P.J.M. & Myin-Germeys, I. (2006). Childhood trauma and emotional reactivity to daily life stress in adult frequent attenders of general practitioners. *Journal of Psychosomatic Research, 61,* 229–236.

Goldberg, T.E., Goldman, R.S., Burdick, K.E., Malhotra, A.K., Lencz, T., Patel, R.C., Woerner, M.G., Schooler, N.R., Kane, J.M. & Robinson, D.G. (2007). Cognitive Improvement After Treatment With Second-Generation Antipsychotic Medications in First-Episode Schizophrenia: Is It a Practice Effect? *Archives of General Psychiatry, 64* (10), 1115–1122.

Goldberg, T.E., Torrey, E.F., Gold, J.M., Bigelow, L.B., Ragland, R.D., Taylor, E. & Weinberger, D.R. (1995). Genetic risk of neuropsychological impairment in schizophrenia – a study of monozygotic twins discordant and concordant for the disorder. *Schizophrenia Research, 17* (1), 77–84.

Gray, J.A., Feldon, J., Rawlins, J.N.P., Hemsley, D.R. & Smith, A.D. (1991). The neuropsychology of schizophrenia. *Behavioral and Brain Sciences, 14,* 1–84.

Green, M.F. (2007). Cognition, drug treatment, and functional outcome in schizophrenia: A tale of two transitions. *American Journal of Psychiatry, 164* (7), 992–994.

Green, M.F., Kern, R.S., Braff, D.L. & Mintz, J. (2000). Neurocognitive deficits and functional outcome in schizophrenia: Are we measuring the „right stuff"? *Schizophrenia Bulletin, 26,* 321–330.

Green, M.F., Kern, R.S. & Heaton, R.K. (2004). Longitudinal studies of cognition and functional outcome in schizophrenia: implications for MATRICS. *Schizophrenia Research, 72* (1), 41–51.

Green, M.F. & Nuechterlein, K.H. (1999). Should schizophrenia be treated as a neurocognitive disorder? *Schizophrenia Bulletin, 25,* 309–318.

Green, M.F., Penn, D.L., Bentall, R., Carpenter, W.T., Gaebel, W., Gur, R.C., Kring, A.M., Park, S., Silverstein, S.M. & Heinssen, R. (2008). Social Cognition in Schizophrenia: An NIMH Workshop on Definitions, Assessment, and Research Opportunities. *Schizophrenia Bulletin, 34* (6), 1211–1220.

Haddock, G., McCarron, J., Tarrier, N. & Faragher, E.B. (1999). Scales to measure dimensions of hallucinations and delusions: The Psychotic Symptom Rating Scales (PSYRATS). *Psychological Medicine, 29,* 879–889.

Häfner, H. & van der Heiden, W. (1999). The course of schizophrenia in the light of modern follow-up studies: the ABC and WHO studies. *European Archive of Psychiatry and Clinical Neuroscience, 249, Suppl. 4,* IV/14-IV/26.

Hahlweg, K., Dürr, H., Dose, M. & Müller, M.J. (2006). *Familienbetreuung schizophrener Patienten. Ein verhaltenstherapeutischer Ansatz zur Rückfallprophylaxe.* Göttingen: Hogrefe.

Härting, C., Markowitsch, H.J., Neufeld, H., Calabrese, P., Deisinger, K. & Kessler, J. (2000). *Wechsler Gedächtnistest – Revidierte Fassung (WMS-R).* Bern: Verlag Hans Huber.

Hartman, M., Steketee, M.C., Silva, S., Lanning, K. & McCann, H. (2003). Working memory and schizophrenia: evidence for slowed encoding. *Schizophrenia Research, 59* (2–3), 99–113.

Harvey, P., Green, M., Bowie, C. & Loebel, A. (2006). The dimensions of clinical and cognitive change in schizophrenia: evidence for independence of improvements. *Psychopharmacology, 187* (3), 356–363.
Hasmann, A., Trapp, W., Schwerdtner, J., Günther, W., Zulley, J. & Dobmeier, M. (2004). Leistungsfortschritte und Compliance schizophrener Patienten bei der Teilnahme am computergestützten kognitiven Training mit der Software X-Cog®. *Psychiatrische Praxis, 31 (suppl)* 93–95.
Heaton, R.K. (1981). *Wisconsin Card Sorting Test Manual.* Odessa: Psychological Assessment Ressources.
Heinrichs, R.W. & Zakzanis, K.K. (1998). Neurocognitive deficits in schizophrenia: A quantitative review of the evidence. *Neuropsychology, 12,* 426–445.
Helmstaedter, C., Lendt, M. & Lux, S. (2001). *Verbaler Lern- und Merkfähigkeitstest (VLMT).* Göttingen: Hogrefe.
Henry, J.D. & Crawford, J.R. (2004). A meta-analytic review of verbal fluency performance following focal cortical lesions. *Neuropsychology, 18* (2), 284–295.
Henry, J.D. & Crawford, J.R. (2005). A meta-analytic review of verbal fluency deficits in schizophrenia relative to other neurocognitive deficits. *Cognitive Neuropsychiatry, 10,* 1–33.
Hill, K., Mann, L., Laws, K.R., Stephenson, C.M.E., Nimmo-Smith, I. & McKenna, P.J. (2004). Hypofrontality in schizophrenia: a meta-analysis of functional imaging studies. *Acta Psychiatrica Scandinavica, 110* (4), 243–256.
Hogarty, G.E., Flesher, S., Ulrich, S., Carter, M., Greenwald, D., Pogue-Geile, M., Kechavan, M., Cooley, S., DiBarry, A.L., Garrett, A., Parepally, H. & Zoretich, R. (2004). Cognitive enhancement therapy for schizophrenia. Effects of a 2-year randomized trial on cognition and behavior. *Archives of General Psychiatry, 61,* 866–876.
Hogarty, G.E., Greenwald, D.P. & Eack, S.M. (2006). Durability and mechanism of effects of Cognitive Enhancement Therapy. *Psychiatr Serv, 57* (12), 1751–1757.
Horan, W., Kern, R., Shokat-Fadai, K., Sergi, M., Wynn, J. & Green, M. (2009). Social cognitive skills training in schizophrenia: an initial efficacy study of stabilized outpatients. *Schizophrenia Research, 107,* 47–54.
Horan, W.P., Braff, D.L., Nuechterlein, K.H., Sugar, C.A., Cadenhead, K.S., Calkins, M.E., Dobie, D.J., Freedman, R., Greenwood, T.A., Gur, R.E., Gur, R.C., Light, G.A., Mintz, J., Olincy, A., Radant, A.D., Schork, N.J., Seidman, L.J., Siever, L.J., Silverman, J.M., Stone, W.S., Swerdlow, N.R., Tsuang, D.W., Tsuang, M.T., Turetsky, B.I. & Green, M.F. (2008). Verbal working memory impairments in individuals with schizophrenia and their first-degree relatives: Findings from the Consortium on the Genetics of Schizophrenia. *Schizophrenia Research, 103* (1–3), 218–228.
Horan, W.P., Ventura, J., Mintz, J., Kopelowicz, A., Wirshing, D., Christian-Herman, J., Foy, D. & Liberman, R.P. (2007). Stress and coping responses to a natural disaster in people with schizophrenia. *Psychiatry Research,* 77–86.
Horan, W.P., Ventura, J., Nuechterlein, K.H., Subotnik, K.L., Hwang, S.S. & Mintz, J. (2005). Stressful life events in recent-onset schizophrenia: Reduced frequencies and altered subjective appraisals. *Schizophrenia Research, 75* (2–3), 363–374.
Howes, O.D. & Kapur, S. (2009). The dopamine hypothesis of schizophrenia: Version III – The final common pathway. *Schizophrenia Bulletin, 35,* 549–562.
Hulshoff Pol, H.E. & Kahn, R.S. (2008). What happens after the first episode? A review of progressive brain changes in chronically ill patients with schizophrenia. *Schizophrenia Bulletin, 34* (2), 354–366.
Huq, S.F., Garety, P.A. & Hemsley, D.R. (1988). Probabilistic judgments in deluded and non-deluded subjects. *Quarterly Journal of Experimental Psychology, 40A*, 801–812.

Jablensky, A., Sartorius, N., Ernberg, G., Anker, M., Korten, A., Cooper, J. E., Day, R. & Bertelsen, A. (1992). Schizophrenia: manifestations, incidence and course in different cultures. A World Health Organiziation ten-country study. *Psychological Medicine, Monograph Supplement, 20.*

Jahn, T. (2008). Motorik – Psychologie. In T. Kircher & S. Gauggel (Hrsg.), *Neuropsychologie der Schizophrenie* (S. 194–215). Heidelberg: Springer.

Janssen, I., Hanssen, M., Bak, M., Bilj, R.V., De Graaf, R., Vollebergh, W., McKenzie, K. & Van Os, J. (2003). Discrimination and delusional ideation. *British Journal of Psychiatry, 182,* 71–76.

Jelinek, L., Lincoln, T. M. & Moritz, S. (2006). *Deutsche Übersetzung der Psychotic Symptom Rating Scales (PSYRATS). Unveröffentlichtes Manual.*

Jones, S.R. & Fernyhough, C. (2007). A new look at the neural diathesis-stress model of schizophrenia: The primacy of social evaluative and incontrollable situations. *Schizophrenia Bulletin, 33,* 1171–1177.

Kay, S.R., Fiszbein, A. & Opler, L.A. (1987). The Positive and Negative Syndrome Scale (PANSS) for schizophrenia. *Schizophrenia Bulletin, 13,* 261–276.

Keefe, R., Harvey, P., Lenzenweger, M., Davidson, M., Apter, S., Schmeidler, J., Mohs, R. & Davis, K. (1999). Efficacy and extrapyramidal side-effects of the new antipsychotics olanzapine, quetaipaine, risperidone, and sertindole compared to conventional antipsychotics and placebo: a meta-analysis of randomized controlled trials. *Schizophrenia Research, 35,* 51–68.

Keefe, R. S. E., Bilder, R. M., Davis, S. M., Harvey, P. D., Palmer, B. W., Gold, J. M., Meltzer, H. Y., Green, M. F., Capuano, G., Stroup, T. S., McEvoy, J. P., Swartz, M. S., Rosenheck, R. A., Perkins, D. O., Davis, C. E., Hsiao, J. K. & Lieberman, J. A. (2007). Neurocognitive effects of antipsychotic medications in patients with chronic schizophrenia in the CATIE trial. *Archives of General Psychiatry, 64* (6), 633–647.

Keefe, R. S. E., Eesley, C. E. & Poe, M. P. (2005). Defining a cognitive function decrement in schizophrenia. *Biological Psychiatry, 57* (6), 688–691.

Keefe, S. E. & Fenton, W. S. (2007). How should DSM-V criteria for schizophrenia include cognitive impairment? *Schizophrenia Bulletin, 33,* 912–920.

Kern, R. S., Nuechterlein, K. H., Green, M. F., Baade, L. E., Fenton, W. S., Gold, J. M., Keefe, R. S. E., Mesholam-Gately, R., Mintz, J., Seidman, L. J., Stover, E. & Marder, S. R. (2008). The MATRICS Consensus Cognitive Battery, part 2: Co-norming and standardization. *American Journal of Psychiatry, 165* (2), 214–220.

Keshavan, M. S. (1999). Development, disease and degeneration in schizophrenia: a unitary pathophysiological model. *Journal of Psychiatric Research, 33,* 513–521.

Kinderman, P. & Bentall, R. P. (1996). A new measure of causal locus. The Internal, Personal and Situational Attributions Questionnaire. *Personality and Individual Differences, 20* (2), 261–264.

Kinderman, P. & Bentall, R. P. (1997). Causal attributions in paranoia and depression: Internal, personal, and situational attributions for negative events. *Journal of Abnormal Psychology, 106,* 341–345.

Kirkpatrick, B., Fenton, W. S., Carpenter, W. T. & Marder, S. R. (2006). The NIMH-MATRICS consensus statement on negative symptoms. *Schizophrenia Bulletin, 32* (2), 214–219.

Koelkebeck, M., Abdel-Hamid, M., Ohrmann, P. & Brühne, M. (2008). Theory of Mind bei Schizophrenien. Klinische und wissenschaftliche Aspekte. *Fortschritte in Neurologie und Psychiatrie, 76,* 573–582.

Koenen, K.C., Moffitt, T.E., Roberts, A.L., Martin, L.T., Kubzansky, L., Harrington, H., Poulton, R. & Caspi, A. (2009). Childhood IQ and adult mental disorders: A test of the cognitive reserve hypothesis. *American Journal of Psychiatry, 166* (1), 50–57.

Konarski, J.Z., McIntyre, R.S., Kennedy, S.H., Rafi-Tari, S., Soczynska, J.K. & Ketter, T.A. (2008). Volumetric neuroimaging investigations in mood disorders: bipolar disorder versus major depressive disorder. *Bipolar Disorders, 10* (1), 1–37.

Kotov, R., Guey, L.T., Bromet, E.J. & Schwartz, J.E. (2008). Smoking in Schizophrenia: Diagnostic Specificity, Symptom Correlates, and Illness Severity. *Schizophrenia Bulletin, 36,* 173–181.

Krabbendam, L., Arts, B., van Os, J. & Aleman, A. (2005). Cognitive functioning in patients with schizophrenia and bipolar disorder: A quantitative review. *Schizophrenia Research, 80* (2–3), 137–149.

Kraepelin, E. (1883). *Lehrbuch der Psychiatrie*. Leipzig: Barth.

Kubicki, M., McCarley, R.W. & Shenton, M.E. (2005). Evidence for white matter abnormalities in schizophrenia. *Current Opinion in Psychiatry, 18* (2), 121–134.

Kuipers, E., Garety, P., Fowler, D., Freeman, D., Dunn, G. & Bebbington, P. (2006). Cognitive, emotional, and social processes in psychosis: Refining cognitive behavioral therapy for persistent positive symptoms. *Schizophrenia Bulletin Advanced Access, 32,* 24–31.

Kuo, C.-J., Tsai, S.-Y., Lo, C.-H., Wang, Y.-P. & Chen, C.-C. (2005). Risk factors for completed suicide in schizophrenia. *Journal of Clinical Psychiatry, 66,* 579–585.

Kurtz, M.M. (2005). Neurocognitive impairment across the lifespan in schizophrenia: an update. *Schizophrenia Research, 74,* 15–26.

Kurtz, M.M., Wexler, B.E., Fujimoto, M., Shagan, D.S. & Seltzer, J.C. (2008). Symptoms versus neurocognition as predictors of change in life skills in schizophrenia after outpatient rehabilitation. *Schizophrenia Research, 102* (1–3), 303–311.

Laursen, T.M., Agerbo, E. & Pedersen, C.B. (2009). Bipolar disorder, schizoaffective disorder, and schizophrenia overlap: A new comorbidity index, *70* (10), 1432–1438.

Laws, K.R. (1999). A Meta-analytic review of Wisconsin Card Sort studies in schizophrenia: General intellectual deficit in disguise? *Cognitive Neuropsychiatry, 4* (1), 1–30.

Lee, J.H. & Park, S. (2005). Working memory impairments in schizophrenia: A meta-analysis. *Journal of Abnormal Psychology, 114* (4), 599–611.

Lencz, T., Smith, C.W., McLaughlin, D., Auther, A., Nakayama, E., Hovey, L. & Cornblatt, B.A. (2006). Generalized and specific neurocognitive deficits in prodromal schizophrenia. *Biological Psychiatry, 59* (9), 863–871.

Leucht, S. (2007). *Evidenzbasierte Therapie der Schizophrenie*. München: Elsevier GmbH, Urban & Fischer Verlag.

Leucht, S., Arbter, D., Engel, R.R., Kissling, W. & Davis, J.M. (2009). How effective are second-generation antipsychotic drugs? A meta-analysis of placebo-controlled trials. *Molecular Psychiatry, 14* (4), 429–447.

Lewis, R. (2004). Should cognitive deficit be a diagnostic criterion for schizophrenia? *Journal of Psychiatry & Neuroscience, 29* (2), 102–113.

Li, C.S.R. (2004). Do schizophrenia patients make more perseverative than non-perseverative errors on the Wisconsin Card Sorting Test? A meta-analytic study. *Psychiatry Research, 129* (2), 179–190.

Li, X.B., Branch, C.A. & DeLisi, L.E. (2009). Language pathway abnormalities in schizophrenia: a review of fMRI and other imaging studies. *Current Opinion in Psychiatry, 22* (2), 131–139.

Liberman, R.P. (2008). *Recovery from Disability. Manual of Psychiatric Rehabilitation.* Washington, DC: American Psychiatric Publishing.
Liepmann, D., Beauducel, A., Brocke, B. & Amthauer, R. (2007). *Intelligenz-Struktur-Test 2000 R (I-S-T 2000 R, 2., überarbeitete und erweiterte Auflage).* Göttingen: Hogrefe.
Lincoln, T. (2006). *Kognitive Verhaltenstherapie der Schizophrenie. Ein individuenzentrierter Ansatz zur Veränderung von Wahn, Halluzinationen und Negativsymptomatik.* Göttingen: Hogrefe.
Lincoln, T.M. (2007). Relevant dimensions of delusions. Continuing the continuum versus category debate. *Schizophrenia Research, 93,* 211–220.
Lincoln, T.M., Keller, E. & Rief, W. (2009). Die Erfassung von Wahn und Halluzinationen in der Normalbevölkerung. Deutsche Adaptationen des Peters et al. Delusions Inventory (PDI) und der Launay Slade Hallucination Scale (LSHS-R). *Diagnostica, 55,* 29–40.
Lincoln, T.M., Mehl, S., Exner, C., Lindenmeyer, J. & Rief, W. (2010). Attributional style and persecutory delusions. Evidence for an event independent and state specific external-personal attribution bias for ambiguous social situations. *Cognitive Therapy and Research, 34* (3), 297–302.
Lincoln, T.M., Suttner, C. & Nestoriuc, Y. (2008). Wirksamkeit kognitiver Interventionen in der Reduktion schizophrener Symptomatik. Eine Meta-Analyse. *Psychologische Rundschau, 4,* 217–232.
Lincoln, T.M., Wilhelm, K. & Nestoriuc, Y. (2007). Effectiveness of psychoeducation for relapse, symptoms, knowledge, adherence and functioning in schizophrenia: A meta-analysis. *Schizophrenia Research, 96,* 232–245.
Lincoln, T.M., Ziegler, M., Lüllmann, E., Müller, M.J. & Rief, W. (2010). Can delusions be self-assessed? Concordance between self- and observer rated delusions in schizophrenia. *Psychiatry Research, 178* (2), 249–254
Lincoln, T.M., Ziegler, M., Mehl, S. & Rief, W. (2010). The Jumping to Conclusions Bias in delusions: Specificity and changeability. *Journal of Abnormal Psychology, 199* (1), 40–49.
Lucas, S., Fitzgerald, D., Redoblado-Hodge, M.A., Anderson, J., Sanbrook, M., Harris, A. & Brennan, J. (2004). Neuropsychological correlates of symptom profiles in first episode schizophrenia. *Schizophrenia Research, 71* (2–3), 323–330.
Luck, S.J. & Gold, J.M. (2008). The construct of attention in schizophrenia. *Biological Psychiatry, 64* (1), 34–39.
Magno, E., Yeap, S., Thakore, J.H., Garavan, H., De Sanctis, P. & Foxe, J.J. (2008). Are auditory-evoked frequency and duration mismatch negativity deficits endophenotypic for schizophrenia? High-density electrical mapping in clinically unaffected first-degree relatives and first-episode and chronic schizophrenia. *Biological Psychiatry, 64* (5), 385–391.
Marder, S.R. & Fenton, W. (2004). Measurement and Treatment Research to Improve Cognition in Schizophrenia: NIMH MATRICS initiative to support the development of agents for improving cognition in schizophrenia. *Schizophrenia Research, 72* (1), 5–9.
Marenco, S. & Weinberger, D.R. (2000). The neurodevelopmental hypothesis of schizophrenia: Following a trail of evidence from cradle to grave. *Development and Psychopathology, 12,* 501–527.
Marker, K. (1999). *Cogpack (Cognition I).* Ladenburg: Marker Software.
Mass, R. (2010). *Diagnostik der Schizophrenie.* Göttingen: Hogrefe.
Mass, R., Lincoln, T.M. & Wolf, K. (in press). Associations of the Beck Cognitive Insight Scale (BCIS) with poor insight, subjective experiences and depression. *International Journal of Cognitive Therapy.*

Mass, R., Wolf, K., Wagner, M. & Haasen, C. (2000). Differential sustained attention/vigilance changes over time in schizophrenics and controls during degraded stimulus Continuous Performance Test. *European Archives of Psychiatry and Clinical Neuroscience, 250,* 24–30.

McGrath, J., Saha, S., Chant, D. & Welham, J. (2008). Schizophrenia: A concicse overview over incidence, prevalence and mortality. *Epidemiologic Reviews, 30,* 67–76.

McGurk, S.R., Mueser, K.T., DeRosa, T.J. & Wolfe, R. (2009). Work, recovery, and comorbidity in schizophrenia: A randomized controlled trial of cognitive remediation. *Schizophrenia Bulletin, 35* (2), 319–335.

McGurk, S.R., Twamley, E.W., Sitzer, D.I., McHugo, G.J. & Mueser, K.T. (2007). A meta-analysis of cognitive remediation in schizophrenia. *American Journal of Psychiatry, 164* (12), 1791–1802.

Medalia, A. & Choi, J. (2009). Cognitive remediation in schizophrenia. *Neuropsychology Review, 19* (3), 353–364.

Medalia, A. & Lim, R.W. (2004). Self-awareness of cognitive functioning in schizophrenia. *Schizophrenia Research, 71* (2–3), 331–338.

Mehl, S., Rief, W., Mink, K., Lüllmann, E. & Lincoln, T.M. (2010). Social performance is more closely associated with Theory of Mind and autobiographical memory than with psychopathological symptoms in clinically stable patients with schizophrenia spectrum disorders. *Psychiatry Research, 178* (2), 276–283.

Mesholam-Gately, R.I., Giuliano, A.J., Goff, K.P., Faraone, S.V. & Seidman, L.J. (2009). Neurocognition in first-episode schizophrenia: A meta-analytic review. *Neuropsychology, 23* (3), 315–336.

Meyers, J.E. & Meyers, K.R. (1995). *Rey Complex Figure Test and Recognition Trial – RCFT.* Florida: Psychological Assessment Resources Inc.

Miller, T.J., McGlashan, T.H., Rosen, J.L., Cadenhead, K., Ventura, J., McFarlane, W., Perkins, D.O., Pearlson, G.D. & Woods, S.W. (2003). Prodromal assessment with the Structured Interview for Prodromal Syndromes and the Scale of Prodromal Symptoms: Predictive validity, interrater reliability, and training to reliability. *Schizophrenia Bulletin, 29,* 703–715.

Miller, T.J., McGlashan, T.H., Woods, S.W., Stein, K., Driesen, N., Corcoran, C.M., Hoffmann, R. & Davidson, L. (1999). Symptom assessment in schizophrenic prodromal states. *Psychiatric Quarterly, 70,* 273–287.

Mishara, A.L. & Goldberg, T.E. (2004). A meta-analysis and critical review of the effects of conventional neuroleptic treatment on cognition in schizophrenia: opening a closed book. *Biological Psychiatry, 55* (10), 1013–1022.

Moritz, S. & Lincoln, T. (2007). Wahn-Psychologie. In T. Kircher & S. Gaugel (Hrsg.), *Neurospychologie der Schizophrenie. Symptome, Kognition, Gehirn* (S. 456–467). Heidelberg: Springer.

Moritz, S., Veckenstedt, R., Randjbar, S., Vitzthum, F. & Woodward, T.S. (in press). Antipsychotic treatment beyond antipsychotics: Metacognitive intervention for schizophrenia patients (MCT) improves delusional symptoms in schizophrenia patients. *Psychological Medicine.*

Moritz, S. & Woodward, T.S. (2007a). Metacognitive training for schizophrenia patients (MCT): A pilot study on feasibility, treatment adherence, and subjective efficacy. *German Journal of Psychiatry, 10,* 69–78.

Moritz, S. & Woodward, T.S. (2007b). Metacognitive training in schizophrenia: From basic research to knowledge translation and intervention. *Current Opinion in Psychiatry, 20,* 619–625.

Moritz, S., Woodward, T. S. & Lambert, M. (2007). Under what circumstances do patients with schizophrenia jump to conclusions? A liberal acceptance account. *British Journal of Clinical Psychology, 46* (2), 127–137.
Myin-Germeys, I., Delespaul, P. & Van Os, J. (2005). Behavioural sensitization to daily life stress in psychosis. *Psychological Medicine, 35,* 1–9.
Myin-Germeys, I., Krabbendam, L., Jolles, J., Delespaul, P.A. & van Os, J. (2002). Are cognitive impairments associated with sensitivity to stress in schizophrenia? An experience sampling study. *American Journal of Psychiatry, 159,* 443–449.
Myin-Germeys, I. & van Os, J. (2007). Stress-reactivity in psychosis: evidence for an affective pathway to psychosis. *Clinical Psychology Review, 27* (4), 409–424.
Myin-Germeys, I., Van Os, J., Schwartz, J. E., Stone, A. A. & Delespaul, P. (2001). Emotional reactivity to daily life stress in psychosis. *Archives of General Psychiatry, 58,* 1137–1144.
Newman, S. C. & Bland, R. C. (1991). Mortality in a cohort of patients with schizophrenia: A record linkage study. *Canadian Journal of Psychiatry, 36,* 239–245.
Niemann, H., Sturm, W., Thöne-Otto, A. I. T. & Willmes-von-Hinckeldey, K. (2008). *CVLT – California Verbal Learning Test – Deutsche Adaption.* Frankfurt: Pearson.
Niendam, T. A., Bearden, C. E., Rosso, I. M., Sanchez, L. E., Hadley, T., Nuechterlein, K. H. & Cannon, T. D. (2003). A prospective study of childhood neurocognitive functioning in schizophrenic patients and their siblings. *American Journal of Psychiatry, 160* (11), 2060–2062.
Nissen, M. J. & Bullemer, P. (1987). Attentional requirements of learning: Evidence from performance measures. *Cognitive Psychology, 19,* 1–32.
Norman, R. M. G. & Malla, A. K. (1993). Stressful life events and schizophrenia I: A review of the research. *British Journal of Psychiatry, 162,* 161–166.
Nuechterlein, K. H., Barch, D. M., Gold, J. M., Goldberg, T. E., Green, M. F. & Heaton, R. K. (2004). Identification of seperable cognitive factors in schizophrenia. *Schizophrenia Research, 72,* 29–39.
Nuechterlein, K. H., Dawson, M. E. & Green, M. F. (1994). Information-processing abnormalities as neuropsychological vulnerability indicators for schizophrenia. *Acta Psychiatrica Scandinavica, 90* (suppl. 384), 71–79.
Nuechterlein, K. H., Green, M. F., Kern, R. S., Baade, L. E., Barch, D. M., Cohen, J. D., Essock, S., Fenton, W. S., Frese, F. J., III, Gold, J. M., Goldberg, T., Heaton, R. K., Keefe, R. S. E., Kraemer, H., Mesholam-Gately, R., Seidman, L. J., Stover, E., Weinberger, D. R., Young, A. S., Zalcman, S. & Marder, S. R. (2008). The MATRICS Consensus Cognitive Battery, part 1: Test selection, reliability, and validity. *Am J Psychiatry, 165* (2), 203–213.
Overall, J. E. & Gorham, D. R. (1962). The Brief Psychiatric Rating Scale. *Psychological Reports, 10,* 799–812.
Palmer, B. A., Pankratz, V. S., Bostwick, J. M. & Tabraham, P. (2005). The lifetime risk of suicide in schizophrenia: A reexamination. *Archives of General Psychiatry, 62* (3), 247–253.
Pickup, G. J. & Frith, C. D. (2001). Theory of mind impairments in schizophrenia: symptomatology, severity and specificity. *Psychological Medicine, 31,* 207-220.
Philipps, L. J., Francey, S. M., Edwards, J. & McMurray, N. (2007). Stress and psychosis: Towards the development of new models of investigation. *Clinical Psychology Review, 27,* 307–317.
Pilling, S., Bebbington, P., Kuipers, E., Garety, P., Geddes, J., Orbach, G. & Morgan, C. (2002). Psychological treatments in schizophrenia: I. Meta-analysis of family interventions and cognitive behaviour therapy. *Psychological Medicine, 31,* 763–782.
Pitschel-Walz, G., Bäuml, J., Bender, W., Engel, R. R., Wagner, M. & Kissling, W. (2006). Psychoeducation and compliance in the treatment of schizophrenia: Results of the

Munich Psychosis Information Project Study. *Journal of Clinical Psychiatry, 67,* 443–452.
Pomarol-Clotet, E., Oh, T.M.S.S., Laws, K.R. & McKenna, P.J. (2008). Semantic priming in schizophrenia: systematic review and meta-analysis. *The British Journal of Psychiatry, 192* (2), 92–97.
Posner, M.I. & Petersen, S.E. (1990). The attention system of the human brain. *Annual Review of Neuroscience, 13,* 25–42.
Prouteau, A., Verdoux, H., Briand, C., Lesage, A., Lalonde, P., Nicole, L., Reinharz, D. & Stip, E. (2004). Self-assessed cognitive dysfunction and objective performance in outpatients with schizophrenia participating in a rehabilitation program. *Schizophrenia Research, 69* (1), 85–91.
Quednow, B.B. (2008). Defizite der sensomotorischen Filterleistung bei psychiatrischen Erkrankungen. *Zeitschrift für Neuropsychologie, 19,* 139–163.
Quednow, B.B., Frommann, I., Berning, J., Kühn, K.-U., Maier, W. & Wagner, M. (2008). Impaired sensorimotor gating of the acoustic startle response in the prodrome of schizophrenia. *Biological Psychiatry, 64* (9), 766–773.
Read, J., Os, J., Morrison, A.P. & Ross, C.A. (2005). Childhood trauma, psychosis and schizophrenia: a literature review with theoretical and clinical implications. *Acta Psychiatrica Scandinavica, 112* (5), 330–350.
Reitan, R.M. (1992). *Trail Making Test. Manual for administration and scoring.* South Tucson, AZ: Reitan Neuropsychological Laboratory.
Reuter, B., Herzog, E. & Kathmann, N. (2006). Antisaccade performance of schizophrenia patients: Evidence of reduced task-set activation and impaired error detection. *Journal of Psychiatric Research, 40* (2), 122–130.
Riecher-Rossler, A. (2003). Oestrogens and schizophrenia. *Current Opinion in Psychiatry, 16,* 187–192.
Roder, V., Brenner, H.-D. & Kienzle, N. (2008). *Integriertes Psychologisches Therapieprogramm für schizophren Erkrankte (IPT)* (6. überarbeitete Aufl.). Weinheim: Beltz PVU.
Roder, V., Mueller, D., Mueser, K.T. & Brenner, H.D. (2006). Integrated Psychological Therapy (IPT) for Schizophrenia: Is it effective? *Schizophrenia Bulletin, 32,* 81–93.
Ross, K., Freeman, D., Dunn, G. & Garety, P. (2011). A randomized experimental investigation of reasoning training for people with delusions. *Schizophrenia Bulletin, 37,* 324–333.
Rossell, S.L. & David, A.S. (2006). Are semantic deficits in schizophrenia due to problems with access or storage? *Schizophrenia Research, 82* (2–3), 121–134.
Saha, S., Chant, D. & McGrath, J. (2007). A systematic review of mortality in schizophrenia: Is the differential mortality gap worsening over time? *Archives of General Psychiatry, 64* (10), 1123–1131.
Sanfilipo, M., Lafargue, T., Rusineck, H., Arena, L., Loneragan, C., Lautin, A., Rotrosen, J. & Wolkin, A. (2002). Cognitive performance in schizophrenia: relationship tp regional brain volumes and psychiatric symptoms. *Schizophrenia Research, 116,* 1–23.
Sartory, G. (2007). *Schizophrenie. Empirische Befunde und Behandlungsansätze.* Heidelberg: Elsevier, Spektrum Akademischer Verlag.
Schmitz-Niehues, B. & Erim, Y. (2000). *Problemlösetraining für schizophrene Patienten. Ein bewältigungsorientiertes Therapie-Manual zur Rezidivprophylaxe.* Tübingen: Dgvt.
Schröder, J. (2008). Motorik – Bildgebung. In T. Kircher & S. Gauggel (Hrsg.), *Neuropsychologie der Schizophrenie* (S. 216–230). Heidelberg: Springer.
Schubert, W., Schneider, W., Eisenmenger, W. & Stephan, E. (2005). *Begutachtungs-Leitlinien zur Kraftfahrereignung. Kommentar.* Bonn: Kirschbaum.

Scott, J., Chant, D., Andrews, G., Martin, G. & McGrath, J. (2007). Association between trauma exposure and delusional experiences in a large community-based sample. *British Journal of Psychiatry, 190* (4), 339–343.

Sergi, M.J., Rassovsky, Y., Nuechterlein, K.H. & Green, M.F. (2006). Social perception as a mediator of the influence of early visual processing on functional status in schizophrenia. *American Journal of Psychiatry, 163* (3), 448–454.

Silverstein, S.M. & Wilkniss, S.M. (2004). At issue: the future of cognitive rehabilitation of schizophrenia. *Schizophrenia Bulletin, 30,* 679–692.

Sirius, S.G. (1991). Diagnosis of secondary depression in schizophrenia: implications for DSM-IV. *Schizophrenia Bulletin, 17,* 75–98.

Sitskoorn, M.M., Aleman, A., Ebisch, S.J.H., Appels, M.C.M. & Kahn, R.S. (2004). Cognitive deficits in relatives of patients with schizophrenia: a meta-analysis. *Schizophrenia Research, 71* (2–3), 285–295.

Squire, L.R. (1987). *Memory and Brain.* New York, Oxford: Oxford University Press.

Steen, R.G., Mull, C., McClure, R., Hamer, R.M. & Lieberman, J.A. (2006). Brain volume in first-episode schizophrenia: Systematic review and meta-analysis of magnetic resonance imaging studies. *The British Journal of Psychiatry, 188* (6), 510–518.

Stephan, K.E., Friston, K.J. & Frith, C.D. (2009). Dysconnection in schizophrenia: From abnormal synaptic plasticity to failures of self-monitoring. *Schizophrenia Bulletin, 35,* 509–527.

Strauss, J.S., Carpenter, W.T. & Bartko, J.J. (1974). The diagnosis and understanding of schizophrenia: Part III: Speculations of the processes that underlie schizophrenic symptoms and signs. *Schizophrenia Bulletin, 1,* 61–69.

Sullivan, P.F., Kendler, K.S. & Neale, M.C. (2003). Schizophrenia as a complex trait – Evidence from a meta-analysis of twin studies. *Archives of General Psychiatry, 60* (12), 1187–1192.

Szeszko, P.R., Strous, R.D., Goldman, R.S., Ashtari, M., Knuth, K.H., Lieberman, J.A. & Bilder, R.M. (2002). Neuropsychological correlates of hippocampal volumes in patients experiencing a first episode of schizophrenia. *American Journal of Psychiatry, 159* (2), 217–226.

Szeszko, P.R., Bilder, R.M., Lencz, T., Ashtari, M., Goldman, R.S., Reiter, G., Wu, H. & Lieberman, J.A. (2000). Reduced anterior cingulate gyrus volume correlates with executive dysfunction in men with first-episode schizophrenia. *Schizophrenia Research, 43,* 97–108.

Szoke, A., Trandafir, A., Dupont, M.E., Meary, A., Schurhoff, F. & Leboyer, M. (2008). Longitudinal studies of cognition in schizophrenia: meta-analysis. *British Journal of Psychiatry, 192* (4), 248–257.

Thompson, K.N., Phillips, L.J., Komesaroff, P., Yuen, H.P., Wood, S.J., Pantelis, C., Velakoulis, D., Yung, A.R. & McGorry, P.D. (2007). Stress and HPA-axis functioning in young people at ultra high risk for psychosis. *Journal of Psychiatric Research, 41* (7), 561–569.

Titone, D., Levy, D.L. & Holzman, P.S. (2000). Contextual insensitivity in schizophrenic language processing: Evidence from lexical ambiguity. *Journal of Abnormal Psychology, 109* (4), 761–767.

Torrey, E.F., Judy, M., Robert, R. & Robert, H.Y. (1997). Seasonality of births in schizophrenia and bipolar disorder: a review of the literature. *Schizophrenia Research, 28* (1), 1–38.

Toulopoulou, T., Goldberg, T.E., Mesa, I.R., Picchioni, M., Rijsdijk, F., Stahl, D., Cherny, S.S., Sham, P., Faraone, S.V., Tsuang, M., Weinberger, D.R., Seidman, L.J. & Murray, R.M. (2010). Impaired intellect and memory a missing link between genetic risk and schizophrenia? *Archives of General Psychiatry, 67* (9), 905–913.

Trandafir, A., Meary, A., Schurhoff, F., Leboyer, M. & Szoke, A. (2006). Memory tests in first-degree adult relatives of schizophrenic patients: A meta-analysis. *Schizophrenia Research, 81,* 217–226.

Trapp, W., Hasmann, A., Gallhofer, B., Schwerdtner, J., Günther, W. & Dobmeier, M. (2008). Cognitive Improvement of Schizophrenia Patients: Enhancing Cognition while Enjoying Computer-Aided Cognitive Training. *Clinical Schizophrenia and Related Psychoses, 1,* 307–316.

Tucha, O. & Lange, K.W. (2004). *Turm von London-Deutsche Version. TL-D.* Göttingen: Hogrefe.

Tulving, E. (1984). How many memory systems are there? *American Psychologist, 40,* 385–398.

Umbricht, D. & Krljes, S. (2005). Mismatch negativity in schizophrenia: a meta-analysis. *Schizophrenia Research, 76* (1), 1–23.

van der Gaag, M., Hoffman, T., Remijsen, M., Hijman, R., de Haan, L., van Meijel, B., van Harten, P.N., Valmaggia, L., de Hert, M., Cuijpers, A. & Wiersma, D. (2006). The five-factor model of the Positive and Negative Syndrome Scale II: A ten-fold cross-validation of a revised model. *Schizophrenia Research, 85* (1), 280–287.

van Hooren, S., Versmissen, D., Janssen, I., Myin-Germeys, I., à Campo, J., Mengelers, R., van Os, J. & Krabbendam, L. (2008). Social cognition and neurocognition as independent domains in psychosis. *Schizophrenia Research, 103* (1–3), 257–265.

van Os, J., Linscott, R.J., Myin-Germeys, I., Delespaul, P. & Krabbendam, L. (2009). A systematic review and meta-analysis of the psychosis continuum: Evidence for a psychosis proneness-persistence-impairment model of psychotic disorder. *Psychological Medicine, 39* (2), 179–195.

Vauth, R., Corrigan, P.W., Clauss, M., Dietl, M., Dreher-Rudolph, M., Stieglitz, R.-D. & Vater, R. (2005). Cognitive strategies versus self-management skills as adjunct to vocational rehabilitation. *Schizophrenia Bulletin, 31* (1), 55–66.

Vauth, R., Dietl, M., Stieglitz, R.D. & Olbrich, H.M. (2000). Kognitive Remediation. Eine neue Chance in der Rehabilitation schizophrener Störungen? *Der Nervenarzt, 71* (1), 19–29.

Velligan, D.I., Diamond, P.M., Mintz, J., Maples, N., Li, X., Zeber, J., Ereshefsky, L., Lam, Y.-W.F., Castillo, D. & Miller, A.L. (2008). The Use of Individually Tailored Environmental Supports to Improve Medication Adherence and Outcomes in Schizophrenia. *Schizophrenia Bulletin, 34* (3), 483–493.

Ventura, J., Hellemann, G.S., Thames, A.D., Koellner, V. & Nuechterlein, K.H. (2009). Symptoms as mediators of the relationship between neurocognition and functional outcome in schizophrenia: A meta-analysis. *Schizophrenia Research, 113* (2–3), 189–199.

Ventura, J., Thames, A.D., Wood, R.C., Guzik, L.H. & Hellemann, G.S. (2010). Disorganization and reality distortion in schizophrenia: A meta-analysis of the relationship between positive symptoms and neurocognitive deficits. *Schizophrenia Research, 121* (1–3), 1–14.

von Aster, M., Neubauer, A. & Horn, R. (2006). *Wechsler Intelligenztest für Erwachsene (WIE). Deutschsprachige Bearbeitung und Adaptation des WAIS-III von David Wechsler.* Frankfurt: Harcourt Test Services.

Warner, R. (2009). Recovery from schizophrenia and the recovery model. *Current Opinion in Psychiatry, 22* (4), 374–380.

Waters, F.A.V., Maybery, M.T., Badcock, J.C. & Michie, P.T. (2004). Context memory and binding in schizophrenia. *Schizophrenia Research, 68* (2–3), 119–125.

Weiser, M., Van Os, J., Reichenberg, A., Rabinowitz, J., Nahon, D., Kravitz, E., Lubin, G., Shmushkevitz, M., Knobler, H.Y., Noy, S. & Davidson, M. (2007). Social and cognitive functioning, urbanicity and risk for schizophrenia. *British Journal of Psychiatry, 191,* 320–324.

Wittchen, H.-U., Wunderlich, U., Gruschwitz, S. & Zaudig, M. (1997). *Strukturiertes Klinisches Interview für DSM-IV (SKID).* Göttingen: Hogrefe.

Wood, N., Brewin, C.R. & McLeod, H.J. (2006). Autobiographical memory deficits in schizophrenia. *Cognition and Emotion, 20,* 536–547.

Wood, S.J., Pantelis, C., Velakoulis, D., Yucel, M., Fornito, A. & McGorry, P.D. (2008). Progressive changes in the development toward schizophrenia: Studies in subjects at iIncreased symptomatic risk. *Schizophrenia Bulletin, 34* (2), 322–329.

Woodberry, K.A., Giuliano, A.J. & Seidman, L.J. (2008). Premorbid IQ in Schizophrenia: A Meta-Analytic Review. *American Journal of Psychiatry, 165* (5), 579–587.

Woodward, N.D., Purdon, S.E., Meltzer, H.Y. & Zald, D.H. (2005). A meta-analysis of neuropsychological change to clozapine, olanzapine, quetiapine, and risperidone in schizophrenia. *International Journal of Neuropsychopharmacology, 8,* 457–472.

Wykes, T., Steel, C., Everitt, B. & Tarrier, N. (2008). Cognitive behavior therapy for schizophrenia: Effect sizes, clinical models, and methodological rigor. *Schizophrenia Bulletin, 34* (3), 523–537.

Ziegler, M., Rief, W. & Lincoln, T.M. (2009). Leistet voreiliges Schlussfolgern einen Beitrag zur Entstehung und Aufrechterhaltung von Wahn? Ein systematisches und quantitatives Review. *Zeitschrift für Psychiatrie und Psychotherapie, 57,* 125–136.

Zimmermann, P. & Fimm, B. (2007). *Testbatterie zur Aufmerksamkeitsprüfung, Version 2.1 (TAP).* Herzogenrath: Psytest.

Zubin, J. & Spring, B. (1977). Vulnerability – a new view of schizophrenia. *Journal of Abnormal Psychology, 86,* 103–126.

Glossar

Deklaratives (oder explizites) Gedächtnis – Langzeit-Gedächtniss für bewusst abrufbare Inhalte, unterschieden werden das semantische und das episodische deklarative Gedächtnis

Denkstörungen (als formale und inhaltliche D.) – *formale* Denkstörungen bezeichnen Veränderungen der Geschwindigkeit, des Ablaufs oder der logischen Struktur des Denkens. *Inhaltliche* Denkstörungen betreffen Veränderungen des Realitätsbezugs von Gedankeninhalten

Desorganisierte Symptomatik – häufig (neben Positiv- und Negativsymptomatik) als dritte Dimension schizophrener Symptomatik angesehen; dazu gehören desorganisierte Sprache (siehe formale Denkstörungen) und Verhalten, Ablenkbarkeit und inadäquater Affekt

Diffusionsgewichtete Magnetresonanztomografie, engl. Diffusion Tensor Imaging (DTI) – Nicht-invasives bildgebendes Verfahren, bei dem die Diffusion von Wassermolekülen gemessen wird; ermöglicht Rückschlüsse auf die Integrität der großen Nervenfaserbündel

Effektstärke (ES) – standardisiertes Maß für die relative Größe eines Mittelwertsunterschiedes oder eines Zusammenhangs, das eine Interpretation von Effekten unabhängig von der Stichprobengröße und über verschiedene Studien hinweg ermöglicht (z. B. in Metaanalysen). Häufig verwendet werden der Bravais-Pearson Korrelationskoeffizient r und die standardisierte Mittelwertsdifferenz Cohens d. Cohen unterscheidet kleine ($d>0.2$; $r>0.1$), mittlere ($d>0.5$; $r>0.3$) und große Effekte ($d>0.8$; $r>0.5$)

Endophänotyp, auch intermediärer Phänotyp – Forschungskonzept der psychiatrischen Genetik; bezeichnet neurobiologische und neuropsychologische Krankheitskorrelate, die stabil über die Zeit sind und unabhängig von den momentan vorliegenden psychopathologischen Symptomen und der Medikation die genetische Vulnerabilität für die Erkrankung abbilden

Episodisches Gedächtnis	Gedächtnis für zeitlich-räumlich definierte Erlebnisse
Evozierte Potenziale, auch ereigniskorrelierte Potenziale (EKP) (engl. event related potential; ERP)	über Mittelungsprozeduren erzeugte Wellenformen im Elektroenzephalogramm (EEG), die durch bestimmte Ereignisse (entweder Sinneswahrnehmung oder kognitive Prozesse) ausgelöst (evoziert) sind
Halluzinationen	Sinnestäuschung, die unabhängig von einer physikalischen Reizgrundlage entsteht und von dem Halluzinierenden als Realität aufgefasst wird
Heritabilität, Erblichkeit	relative, populationsbezogene Größe; bezeichnet den Anteil der genetischen Variabilität an der gesamten Variabilität eines Merkmals oder einer Erkrankung, eine Schätzungen der Heritabilität eines Merkmals ist z. B. aus der Differenz der Konkordanzraten von monozygoten und dizygoten Zwillingen möglich
Homonym	Wort, das in einer Sprache mehrere Bedeutungen haben kann, z. B. Bank
Lebenszeitrisiko	Wahrscheinlichkeit, dass ein Individuum (in einer Population) während der Dauer seines Lebens erkrankt
Magnetresonanztomographie, auch Kernspintomographie (MRT)	Nicht-invasives bildgebendes Verfahren zur Darstellung der Struktur und Funktion von Organen (z. B. des Gehirns), die funktionelle M. (fMRT) nutzt die durch unterschiedliche magnetische Eigenschaften von oxygeniertem und desoxygeniertem Blut erzeugte Signalveränderungen (blood oxygen level dependent (BOLD)-Kontrast) zur Darstellung der metabolischen Aktivität aktiver Neuronenverbände
Negativsymptomatik, auch Minussymptomatik	Symptommuster, das sich durch eine Reduktion des normalen Spektrums des Verhaltens und Erlebens beschreiben lässt, dazu zählen Affektverflachung, Alogie (Verarmung der Sprache), Asozialität (Verlust des Interesses an sozialem Kontakt), Anhedonie (Verlust von Freude an Hobbies etc.) und Avolition (Verlust des Antriebs, bedeutsame Ziele zu erreichen)

Neuroleptika,
auch Antipsychotika

Chemisch heterogene Medikamentengruppe zur Behandlung von psychotischen Symptomen. Typische oder konventionelle N. bewirken i. d. R. eine Blockade der Dopamin-D2-Rezeptoren, wodurch extrapyramidale motorische Störungen als Nebenwirkung auftreten können; atypische Neuroleptika bewirken neben der Blockade von D2-Rezeptoren die Blockade von Rezeptoren anderer Neurotransmitter und haben weniger Nebenwirkungen im Bereich der Motorik

Odds Ratio (OR)

Assoziationsmaß, das in der Epidemiologie verwendet wird, um die Stärke eines Zusammenhangs zwischen einem Risikofaktor und der Erkrankung auszudrücken; berechnet als Quotient aus der Quote (Odds) der Erkrankungen in der Population *mit* diesem Risikofaktor und der Quote der Erkrankungen in der Population *ohne* diesen Risikofaktor. Ist das Ergebnis größer als 1, beispielsweise 5, dann ist die Quote der Erkrankungen in der Risiko-Population 5-mal so hoch wie in der Vergleichspopulation

Perseverationen

Haftenbleiben an bestimmten Vorstellungen und Verhaltensweisen, beharrliches Wiederholen von bestimmten Bewegungen, Lauten, Wörtern, Phrasen oder Sätzen; gilt als Merkmal frontaler Hirnfunktionsstörungen

Positivsymptomatik,
auch Produktivsymptomatik oder Plussymptomatik

psychotische, qualitativ neuartige Erlebens-, Denk- oder Verhaltensweisen, v. a. Wahn, Halluzinationen und Ich-Störungen (teilweise auch formale Denkstörungen)

Positronen-Emissions-Tomographie (PET)

bildgebendes Verfahren zur Messung der metabolischen Aktivität in bestimmten Hirnregionen im Ruhezustand oder in Reaktion auf Aufgabenanforderungen. Durch Messung der räumlichen und zeitlichen Verteilung von radioaktiv markierten Substanzen im Gehirn können physiologische Vorgänge (Durchblutung, Glukoseumsatz oder Rezeptoraktivität) sichtbar gemacht werden

Prodromalsymptomatik Symptome, die als Vorboten vor dem Ausbruch einer akuten psychischen Störung auftreten, jedoch nicht zu den diagnostischen Kriterien der psychischen Störung selbst gehören

Relatives Risiko ähnlich wie Odds Ratio (s. d.) ein epidemiologisches Assoziationsmaß, das die Stärke des Zusammenhangs zwischen einem Risikofaktor und einer Erkrankung angibt; definiert als Quotient der relativen Häufigkeiten der Erkrankung innerhalb der Populationen, die miteinander verglichen werden (*mit* Risikofaktor vs. *ohne* Risikofaktor). Ist das Ergebnis größer als 1, beispielsweise 3, dann ist die relative Häufigkeit der Erkrankung in der Risikopopulation dreimal so groß wie in der Vergleichspopulation

Remission Rückbildung der (z. B. schizophrenen) Symptomatik. Unterschieden wird in vollständige und unvollständige Remission. Eine Remission kann die Folge einer Therapie sein oder ohne spezifischen Grund erfolgen (Spontanremission)

Residualsymptomatik nach Rückgang einer akuten psychotischen Episode verbleibende Symptomatik

Responder(rate) Relative Häufigkeit von Patienten, bei denen eine Behandlung zu einer in der Studie definierten Verbesserung der Symptomatik führt

Semantisches Gedächtnis Gedächtnis für Faktenwissen

Single-Photon-Emissionscomputertomographie (SPECT) bildgebendes Verfahren zur Messung der Hirnaktivität in bestimmten Hirnregionen im Ruhezustand oder in Reaktion auf Aufgabenanforderungen unter Verwendung radioaktiv markierter Trägersubstanzen, ähnlich PET, aber mit anderem Emmissions-/Detektionsmechanismus (Gammastrahlung)

Soziale Kognition Überbegriff für kognitive Prozesse, die bei sozialen Interaktionen, sowie beim Denken über soziale Interaktionen eine Rolle spielen

Voxel-Basierte Morphometrie (voxel based morphometry, VBM) Verfahren der strukturellen MRT-Bildgebung zur automatisierten Quantifizierung von regionalen Abweichungen der weißen oder grauer Substanz in einer Studienpopulation gegenüber einer Referenzpopulation

Wahn inhaltlich verzerrte Überzeugungen, die auf einer Fehldeutung von Wahrnehmungen oder Erfahrungen beruhen, und an denen trotz gegenteiliger Argumente und Erfahrungen mit subjektiver Gewissheit festgehalten wird